膳筑防癌盾

方寸餐桌 防癌有道

家庭防癌抗癌饮食指南

健康

李淳 编

国文出版社
·北京·

图书在版编目（CIP）数据

家庭防癌抗癌饮食指南 / 李淳编. -- 北京：国文出版社，2025. -- ISBN 978-7-5125-1976-3

Ⅰ．R247.1

中国国家版本馆CIP数据核字第20250W3N94号

家庭防癌抗癌饮食指南

编　　者	李　淳
责任编辑	罗敬夫
责任校对	李立强
出版发行	国文出版社
经　　销	全国新华书店
印　　刷	三河市兴达印务有限公司
开　　本	787毫米×1092毫米　　32开
	2.5印张　　49千字
版　　次	2025年6月第1版
	2025年6月第1次印刷
书　　号	ISBN 978-7-5125-1976-3
定　　价	29.80元

国文出版社
北京市朝阳区东土城路乙9号　邮编：100013
总编室：(010) 64270995　　传真：(010) 64270995
销售热线：(010) 64271187
传真：(010) 64271187-800
E-mail: icpc@95777.sina.net

引言

据世界卫生组织发布的报告,全球每年新增癌症病例数以千万计,且这一数字仍在持续攀升。在它的阴影笼罩之下,家庭的欢声笑语被忧虑与恐惧取代,人们生活的轨迹也被迫改写。但其实,在癌症的预防与对抗中,我们并非束手无策。

"民以食为天",饮食作为我们每日生活不可或缺的一部分,是影响身体健康的关键因素。大量科学研究表明,不合理的饮食结构与习惯,如高油高盐、过度加工食品的过量摄入,可能成为癌症滋生的温床;而科学合理的饮食,则宛如一道坚固的防线,能有效降低癌症发生风险。

本书汇聚了众多医学专家、营养学家的研究成果,融合现代医学理论与传统养生智慧,深入剖析食物与癌症的关联,详细阐述如何通过日常饮食,为自己和家人的健康保驾护航。让我们一同踏上这场关乎生命与健康的饮食探索之旅,用知识武装自己,用营养守护家人,在一日三餐间,构筑起抵御癌症的坚固堡垒。

目录
Contents

第一章　癌症与饮食的关系

癌症与饮食的习惯 ················ 1
防癌要调整饮食结构 ············ 4
防癌抗癌的误区 ···················· 6

第二章　防癌抗癌，家庭饮食这么吃

谷物、豆类 ···························· 9

糙米 / 玉米 / 荞麦 / 薏米 / 红薯 / 土豆 / 黄豆 / 绿豆 / 红豆 / 豌豆 / 扁豆

蔬菜、菌菇类 ······················ 20

白萝卜 / 胡萝卜 / 茄子 / 南瓜 / 苦瓜 / 马蹄 / 西蓝花 / 花椰菜 / 黄花菜 / 菠菜 / 大蒜 / 番茄 / 豆芽菜 / 香菇 / 木耳 / 银耳

海产类 ·································· 38

海带 / 紫菜 / 海参

水果干果类 ·························· 42

苹果 / 柠檬 / 梨 / 猕猴桃 / 草莓 / 葡萄 / 罗汉果 / 乌梅 / 杏仁 / 花生 / 核桃 / 松子

饮品类 ·································· 55

绿茶 / 豆浆 / 低脂酸奶

其他类 ·································· 58

百合 / 菱角 / 豆腐

第三章　常见癌症的饮食调理

肺癌 ······································ 62
胃癌 ······································ 63
大肠癌 ·································· 64
肝癌 ······································ 66
食管癌 ·································· 67
膀胱癌 ·································· 68
恶性淋巴癌 ·························· 69
乳腺癌 ·································· 71
鼻咽癌 ·································· 72
宫颈癌 ·································· 73
前列腺癌 ······························ 74
白血病 ·································· 75

第一章

癌症与饮食的关系

癌症与饮食的习惯

有人说,一个"癌"字三个"口",单从字面上看,不难发现,吃(即饮食)与癌症的形成有着密切的关系。世界卫生组织(WHO)在1997年发布的《世界卫生报告》中指出,不良的饮食习惯和生活方式是造成许多慢性病(包括癌症在内)的罪魁祸首。早在1982年,就有相关科研机构得出如下结论:大多数癌症,看来更可能是由生活和饮食习惯所决定的,而不是遗传差异导致的。因此,我们说"癌从口入",并非空穴来风。下面就对一些常见的可能致癌食物

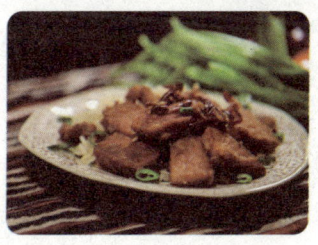

做一个简单的归纳，朋友们可据此选择少食或不食。

🌱 油炸咸肉

将肉类腌制，是保存食物的一种常用的方式。这类食物本身在制作过程中可能产生如亚硝酸胺等有害物质，再加上如果烹调方法不对，就会威胁人体的健康和安全。例如，腌制过的咸肉是不能直接油炸烹调的。因为咸肉中含有较多的亚硝基化合物，在高温作用下，亚硝基化合物和二甲基亚硝胺等致癌物含量会大量增加，食用后会增加致癌风险。

🌱 隔夜熟白菜

白菜富含维生素，但硝酸盐的含量较高，煮熟后放置过久，由于细菌的作用，硝酸盐被还原成亚硝酸盐。亚硝酸盐进入胃肠道后迅速进入血液，能使正常的血红蛋白氧化成高铁血红蛋白从而使其丧失带氧能力，使机体缺氧，引起皮肤、黏膜发绀和青紫等症状，严重危害人体健康。另外，亚硝酸盐是亚硝胺类化合物的前体物质之一，而亚硝胺有致癌作用。

也有研究证实，隔夜菜中亚硝酸盐没有明显上升，长期食用不会致癌。虽然目前并无任何直接证据表明隔夜熟白菜有可致癌性，但出于营养价值的考虑，还是少吃或不吃为妙。

🌱 酱腌菜

国家质量技术监督局公布的调查显示：目前市场上售卖的各种酱腌菜超过半数

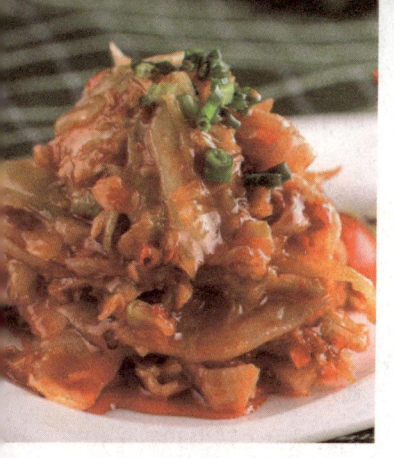

质量不合格，且多种产品含高倍致癌物质。在抽查中发现，多数食品的苯甲酸、糖精钠等用量严重超标，给消费者的健康带来不利影响。苯甲酸是一种防腐剂，添加到食品中可以抑制微生物的生长，但有较小的毒性。糖精钠（糖精）则是一种无营养型甜味剂，用来增加产品的甜度，食用后对身体无任何益处，且有报道指出，长期服食糖精钠可导致膀胱癌。

第一章　癌症与饮食的关系

 香烟

目前已经证实，烟草烟雾中主要的有害成分包括至少69种已知的致癌物。日本山梨大学研究人员检测了日本5种香烟的烟雾成分，并将其中含有的有毒物质换算成足以致病的二噁英的值。结果发现，一支香烟中含有的有毒化学物质是日本规定的二噁英一日摄取量基准值的100~200倍。香烟烟雾中含有大量二噁英等有毒物质，这些物质可能是吸烟易致癌的重要原因。

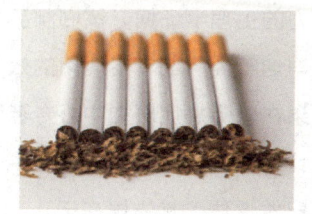

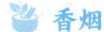 **槟榔果**

由来自7个国家的专家组

成的一个工作组,对于咀嚼槟榔果和槟榔制品的致癌影响以及一些与槟榔果相关的亚硝酸制剂进行了评估。研究发现,经常嚼食槟榔能导致口腔黏膜下层纤维化(一种并发癌症的前期症状,严重时可以恶化成为恶性口腔肿瘤)。工作组同时认定,槟榔果对人体有致癌作用(一类致癌物质)。其依据在于,现有充分证据来自动物试验、对于人体口腔黏膜下层的诱发作用,以及极有说服力的生理学证据。槟榔制品与烟草混用或者不混用的效果在国际癌症研究中心专著计划附录7(1987年出版)中已做评估,其依据在于,当时已有的证据充分显示人体口腔癌的发病风险会因此而上升,而对于实验动物的致癌可能性也有有限证据。

防癌要调整饮食结构

癌症与饮食的密切关系不仅体现在"癌可从口入",还体现在"癌可从口防",即通过合理的膳食可以降低患癌的风险(减少30%~40%癌症的发生),如适量地多吃些蔬菜、水果、谷物等就是其中至关重要的一项。因此,世界癌症研究基金会(WCRF)专家组建议每人每日至少吃5份(每份至少80克)不同种类的非淀粉类蔬菜和水果,且每餐都吃相对未加工的谷类和(或)豆类。

蔬菜

蔬菜富含多种维生素,对于人体健康十分有益。最重要的是,多食用蔬菜(尤其是非淀粉类蔬菜）有着很好地预防癌症的作用（指能在一定程度上降低患癌风险）。

世界癌症研究基金会在《食物、营养、身体活动和癌症预防》报告中认为，蔬菜（尤其是非淀粉类蔬菜）"很可能"能够预防口腔癌、咽癌、喉癌、食管癌、胃癌；有限的证据证明，它还能够预防鼻咽癌、肺癌、结肠/直肠癌、卵巢癌、子宫内膜癌。

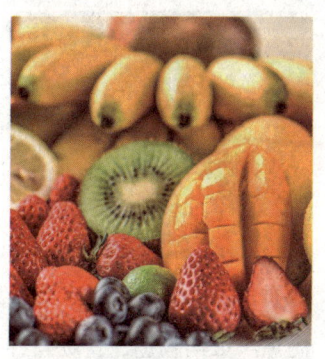

🌱 水果

除了蔬菜，多食用水果对于降低患癌风险也有一定的作用。上文所提到的世界癌症研究基金会关于癌症预防的报告中，更是明确指出：水果"很可能"能够预防口腔癌和喉癌、咽癌、食管癌、胃癌；有限的证据提示，水果能够预防鼻咽癌、胰腺癌、肝癌、结肠癌、直肠癌；而有关水果能够预防肺癌发生的证据则"很充分"。

🌱 谷类

谷类是一些禾本科植物的种子，主要有大麦、稻谷、玉米、小米、高粱、小麦、燕麦和黑麦。在某些国家，谷类也指用谷类和其他成分制成的干食品，通常和牛奶一起用作早餐。谷类，尤其是粗粮和杂粮等，因其

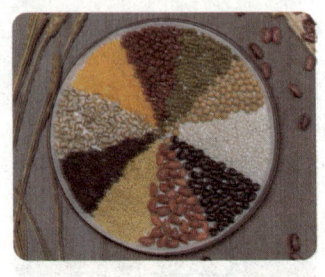

含有丰富的膳食纤维,对于防癌(如结肠癌、直肠癌、食管癌)有着积极的作用。

防癌抗癌的误区

服用大剂量维生素

有些病人听说维生素A、维生素C及其化合物有预防肿瘤的作用,就大剂量地服用这类营养品。其实这是没

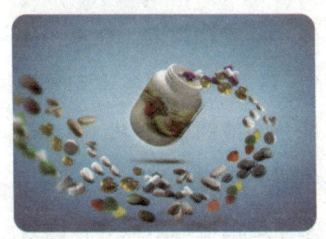

有根据的。任何大剂量的维生素对治疗肿瘤均无好处。实际上,我们的日常饮食中就有足够的维生素摄入,不必另外服用维生素制剂。对于那些不能摄入平衡饮食的病人,则应根据需要配制特殊食品。

擅自进行"饥饿疗法"

擅自进行"饥饿疗法"不仅不能改善病情,反而会由于营养不良而加重病情。营养不良的病人在接受放、化疗时,其不良反应往往比营养状况较好的病人严重,同时,营养不良的病人常常免疫功能低下,容易并发各种感染,使身体很快衰竭。有人认为,肿瘤病人吃得好(除长期过量摄入蛋白质或摄入过量高盐、高糖、高脂肪食物

外），肿瘤也会长得快，这是没有科学依据的。

🥗 只吃蔬菜不吃肉

某些癌症病人，知道自己的体质不适宜摄入太多的动物蛋白，便给自己制订了苛刻的饮食计划——只吃蔬菜不吃肉。这样是不对的，因为即使是癌症病人，也需要一定的动物蛋白，如果缺乏，人体的抵抗力必然下降，并发症会随之增多。只要将红肉摄入量控制在一定范围内，美味和健康就可兼得。另外，白肉特别是鱼类对于癌症病人也是必不可少的。癌症病人的饮食，应以营养均衡为原则，适量的谷类、肉类、蔬果类都是必需的，单一摄入某类食物，必然导致营养供给不足。

第一章　癌症与饮食的关系

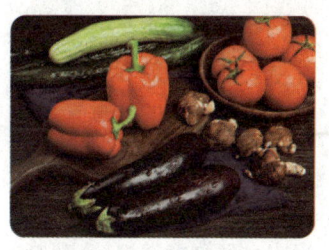

🥗 水果当主餐

水果只是平衡膳食的一部分而不是全部，健康成人每天水果的摄入量应该是200~400克，相当于2~3个苹果、橙子或香蕉。有些水果含糖量较高，有些水果膳食纤维含量丰富。水果虽有充饥作用，但其蛋白质和脂肪含量很低，不能维持机体的正常代谢，因此不宜代替主餐。

🥗 保健品治疗癌症

随着饮食结构的改变和环境的恶化，患癌的人越来越多。一个家庭只要有一个癌症患者,全家人都如逢末日。此时,各种各样号称能够治疗癌症的信息就会趁机通过各种渠道涌向患者及其家属。这些"灵丹妙药"当中,号称能够"治疗"癌症的保健品最具诱惑力。癌症患者及其家属期望能找到一种既无毒副作用、不增加患者痛苦,又能有效控制病情,甚至能治愈癌症的药物。这些所谓的生产抗癌保健品的企业,正是迎合了癌症患者及其家属的心理,通过各种媒介放大常规放、化疗的毒副作用,同时大肆宣传抗癌保健品在癌症治疗当中的作用,从而导致盲目相信抗癌保健品的患者越来越多。笔者在此郑重提醒各位癌症病友:不要盲目听信一些保健品的"神奇功效",如灵芝孢子粉、人参皂苷RH2、富硒胶囊等。因为保健品并非药物,抗癌之说不可信。客观地来说,保健品虽然对改善癌症患者体质有一定作用,但绝不是必不可少的,绝对不能代替规范化、个体化的综合治疗,也不能代替中医治疗。在我国允许使用的保健品的18项功能里,并没有抗癌、防癌功能,只有抗氧化、辅助降血脂、降低血糖、有助于改善睡眠等作用。

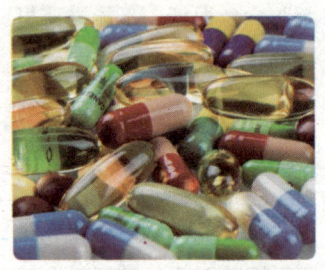

第二章

防癌抗癌，家庭饮食这么吃

谷物、豆类

糙米

防癌功效

糙米是稻谷经砻谷机脱去稻壳后得到的一种全谷粒大米，它去壳后仍保留些许外层组织，故而口感较粗。与精米相比，糙米富含更多膳食纤维。《食物、营养、身体活动和癌症预防》（2版）71页："专家组认为：含有膳食纤维的食物很可能能预防结肠、直肠癌，有限的证据提示含有膳食纤维的食物能预防食管癌。"

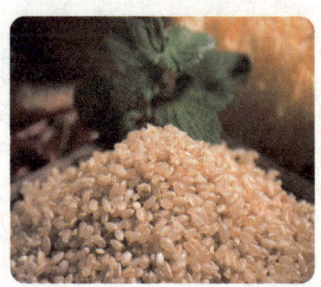

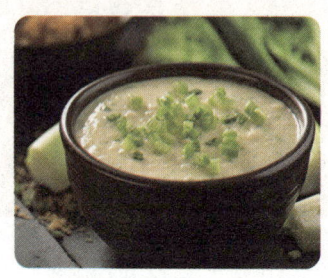

食谱推荐

芹菜糙米粥

材料： 水发糙米100克，芹菜30克，葱花少许。

做法：

1.洗净的芹菜切碎，待用；砂锅中注入适量的清水烧热，倒入泡发好的糙米，拌匀。

2.大火煮开后转小火煮45分钟至米粒熟软，掀开锅盖，倒入芹菜碎，搅拌均匀。

3.将煮好的粥盛出装入碗中，撒上葱花即可。

玉米

防癌功效

玉米中所含的谷胱甘肽是抗癌因子，它能与其他一些具有致癌作用的物质结合，使其失去致癌性。玉米中所含的胡萝卜素，被人体吸收后能转化为维生素A，具有一定的防癌作用；其所含的植物纤维素，能加速致癌物质和其他毒物的排出，从而减少结肠癌发生的可能性。

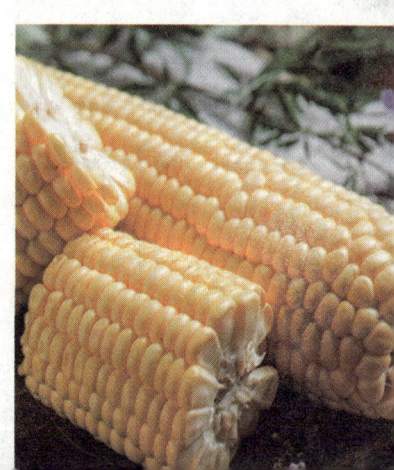

食谱推荐

玉米南瓜大麦粥

材料：水发大米200克，去皮南瓜150克，玉米粒150克，水发大麦200克。

调料：食用油少许。

做法：

1. 南瓜处理好切块，玉米粒洗净切碎。

2. 砂锅中注入适量清水烧开，倒入玉米粒，大火煮熟后，放入洗净的大麦、大米，拌匀，转小火煮熟。

3. 倒入南瓜，煮至熟软，加入少许油，拌匀。

4. 关火，盛出装碗即可。

荞麦

防癌功效

荞麦中含有丰富的赖氨酸成分，铁、锰、锌等微

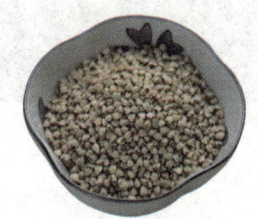

量元素含量也比一般谷物丰富。而且其含有丰富的膳食纤维，是一般精制大米的10倍。荞麦是典型的粗粮，常吃荞麦可以促进胃肠蠕动，清洗人体的肠壁，有通便的作用，可在一定程度上预防结肠癌和直肠癌。

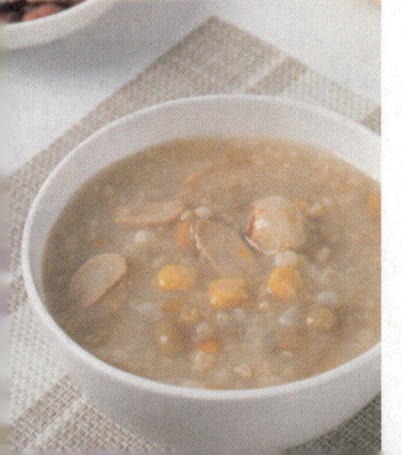

食谱推荐

绿豆荞麦燕麦粥

材料： 水发绿豆80克，水发荞麦100克，燕麦片50克。

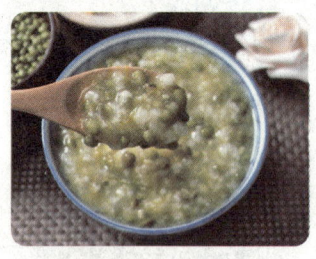

做法：

1.砂锅中注入适量清水烧热，倒入洗好滤净的荞麦、绿豆，拌匀，盖上盖，烧开后用小火煮约30分钟。

2.揭开盖，搅拌几下，放入燕麦片，拌匀。再盖上盖，用小火续煮约5分钟至食材熟透。

3.揭开盖，搅拌均匀，关火后盛出煮好的粥即可。

薏米

防癌功效

《食物、营养、身体活动和癌症预防》（2版）明确强调：长期食用谷类食物更安全。关于谷物（谷类）和根茎类能够影响某些癌症的直接证据还不是很充分（但相关或间接证据已不少）。临床上，薏米也多用于癌症患者放、化疗期间调理脾胃，对脾虚湿盛的消化道肿瘤及痰热挟湿的肺癌更为适宜。

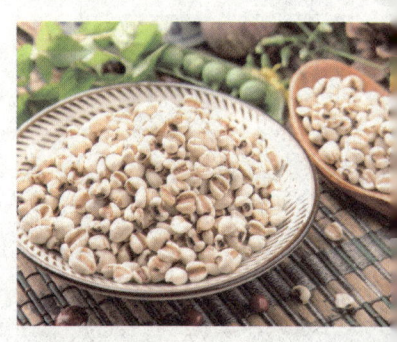

第二章 防癌抗癌,家庭饮食这么吃

食谱推荐

薏米黑豆浆

材料: 水发薏米50克,水发黑豆50克。

调料: 白糖8克。

做法:

1. 把泡好的黑豆放入豆浆机中,加入薏米、白糖,注入清水至水位线,开始打浆。

2. 待豆浆机运转约20分钟,即成豆浆。

3. 把煮好的豆浆倒入滤网,用汤匙轻轻搅拌,滤除残渣,将滤好的豆浆倒入杯中,用汤匙撇去浮沫即可。

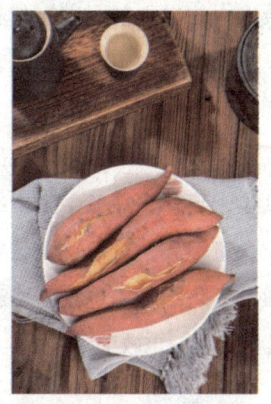

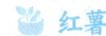 红薯

防癌功效

红薯中含有一种叫脱氢表雄酮(DHEA)的物质,对防治癌症有一定的效果。红薯中含有丰富的β-胡萝卜素、维生素C和叶酸。β-胡萝卜素和维生素C的抗氧化作用有助于抵抗氧化应激对遗传物质脱氧核糖核酸的损伤,有助于清

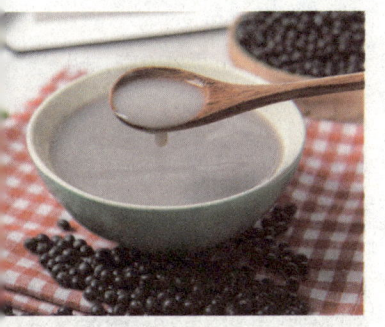

除体内的自由基，进而起到一定的抗癌作用。常吃红薯还有助于维持人体的正常叶酸水平，从而降低患癌症的风险。另外，红薯中膳食纤维含量很高，对促进胃肠蠕动，预防结肠癌、直肠癌和乳腺癌有一定效果。

食谱推荐

橘子红薯汁

材料： 橘子2个，去皮熟红薯50克。

调料： 肉桂粉少许。

做法：

1.红薯切块；橘子剥皮去筋，剥成小瓣。

2.将红薯块倒入榨汁机中，放入橘子瓣，注入80毫升的凉开水。

3.盖上盖，启动榨汁机，榨约15秒成红薯汁，断电后揭开盖，将红薯汁倒入杯中，放上肉桂粉即可。

土豆

防癌功效

土豆是一种粮菜兼用型蔬菜，学名马铃薯，与稻、麦、玉米、高粱一起被称为全球五大农作物。土豆中含有较多的维生素B、维生素C和泛酸，而这些物质具有增强淋巴组织及强化黏膜组织的作用，所以常食土豆可以预防上皮组织发生癌变及增强机体的整体抗癌能力。

食谱推荐

醋熘土豆丝

材料： 土豆200克，胡

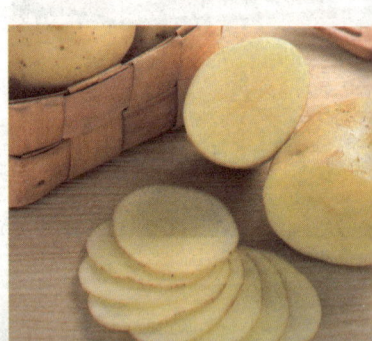

第二章 防癌抗癌，家庭饮食这么吃

萝卜40克，葱段、大蒜片各少许。

调料： 盐3克，陈醋8毫升，水淀粉5毫升，鸡粉、花椒、食用油各适量。

做法：

1. 土豆洗净削皮切丝，胡萝卜洗净去皮切丝。

2. 锅中注水烧开，加入少许盐、鸡粉，倒入土豆丝、胡萝卜丝，煮至断生。

3. 将花椒、葱段放入油锅爆香，倒入焯过水的土豆丝和胡萝卜丝，翻炒均匀；加入盐、陈醋，炒匀，倒入水淀粉勾芡。

4. 炒至食材熟透，关火后盛出炒好的食材，装入盘中即成。

黄豆

防癌功效

豆类中含有多种可能具有抗肿瘤作用的成分，如酶蛋白抑制剂、皂苷以及在大豆中含量很高的染料木素、大豆素等植物雌激素。它们具有抗氧化作用，能抑制血管向肿瘤内生长，并可能影响癌细胞的凋亡和生长。比如异黄酮，是黄豆中最主要的抗癌成分。另外，许多豆类还含有具有抗肿瘤作用的鱼藤素。

食谱推荐

黄豆小米粥

材料： 小米120克，水发黄豆80克，葱花少许。

调料： 盐3克。

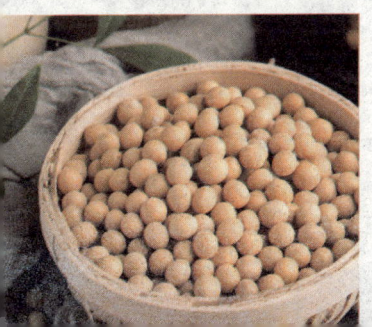

做法：

1. 砂锅中注水烧开，倒入洗好的小米，放入泡好的黄豆，拌匀。

2. 加盖，用大火煮开后转小火续煮1小时至食材熟软，揭盖，加入盐，拌匀调味。

3. 关火后盛出煮好的粥，装在碗中，撒上葱花点缀即可。

绿豆

防癌功效

绿豆含有丰富的膳食纤维，能促进肠胃蠕动，维护胃肠正常运转，阻止肠壁吸收有毒物质，预防癌细胞

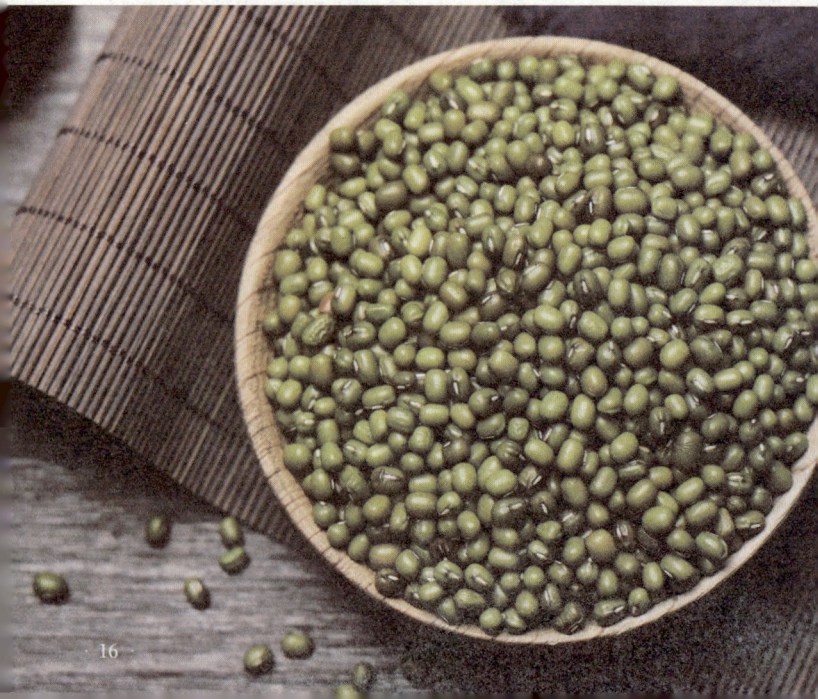

生成，进而预防癌症。绿豆所含的核酸有防癌抗癌之功效，这种物质可以抑制癌细胞的生长，让癌细胞萎缩，并排出体外，防止癌细胞危害身体健康。

食谱推荐

薏米红绿豆浆

材料： 绿豆40克，红豆40克，薏米10克。

做法：

1. 红豆、薏米和绿豆泡6小时，洗净倒入滤网，沥干水分，倒入豆浆机中，注入清水至水位线。

2. 盖上豆浆机机头，选择"五谷"程序，再按"开始"键，开始打浆，约15分钟，即成豆浆。

3. 将豆浆机断电，取下机头，把煮好的豆浆倒入容器中过滤，豆浆倒入杯中即可。

红豆

防癌功效

红豆属于高蛋白、低脂肪的高营养豆类食品，含有丰富的铁质，常食可增强机体抵抗力。

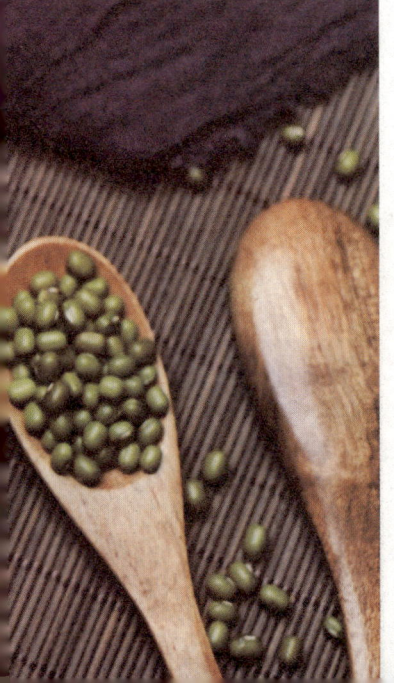

食谱推荐：

高粱红豆粥

材料： 高粱米50克，红豆70克。

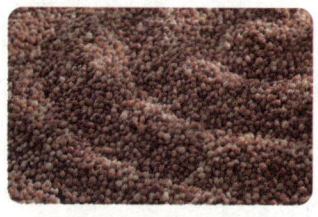

调料： 冰糖适量。

做法：

1.砂锅中注入适量清水烧开，放入备好的高粱米和红豆，搅拌均匀。

2.盖上盖，烧开后转小火煮约75分钟，至食材熟透，揭盖，放入适量的冰糖，搅拌均匀，用中火煮至融化。

3.关火后盛出煮好的高粱红豆粥，装在小碗中即可。

豌豆

防癌功效

在豆类中，豌豆中胡萝卜素的含量可以算得上是名列前茅。据权威研究机构公布的资料显示，含胡萝卜素较多的天然食物，很可能有预防口腔癌、咽癌、喉癌、食管癌等多种癌症发生的功效。

食谱推荐

芝麻豌豆糊

材料： 黑芝麻35克，豌豆65克。

调料： 冰糖适量。

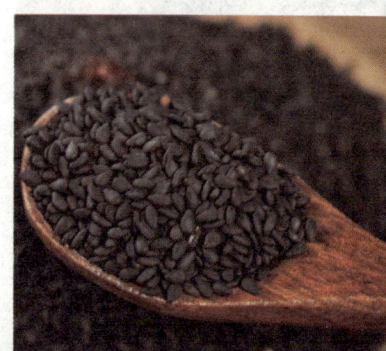

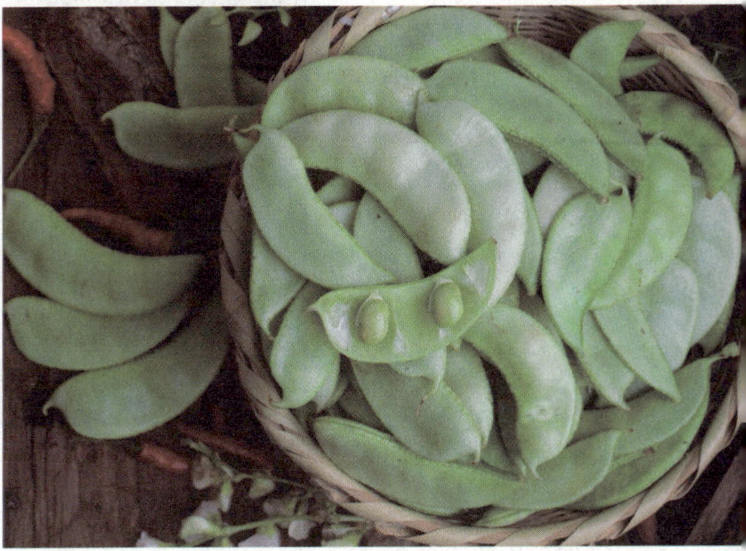

第二章 防癌抗癌,家庭饮食这么吃

做法:

1. 豌豆洗净,沥干水分后倒入豆浆机中,放入备好的黑芝麻,倒入冰糖,注入清水,至水位线即可。

2. 盖上豆浆机机头,选择"五谷"程序,再选择"开始"键,开始打浆,约20分钟即成。

3. 豆浆打好后,断电,取下机头,把煮好的芝麻豌豆糊倒入碗中,用汤匙撇去浮沫即可。

扁豆

防癌功效

作为豆类中的一员,除了具有防癌抗癌功效之外,扁豆还有较好的健脾和中的功效，常食扁豆对于癌症患者的身体调养大有裨益。

食谱推荐

扁豆白果粥

材料： 大米200克，白果15克，扁豆30克，葱花少许。

调料： 盐1克，鸡粉1克。

做法：

1. 洗净的扁豆去除老筋，备用。

2. 砂锅中注入适量清水，倒入洗好的大米，拌匀，大火煮开后转小火续煮40分钟至大米熟软。

3. 倒入备好的扁豆、白果，拌匀，转小火煮10分钟至食材熟透，加入盐、鸡粉，拌匀调味。

4. 关火后盛出煮好的粥，装入碗中，撒上葱花即可。

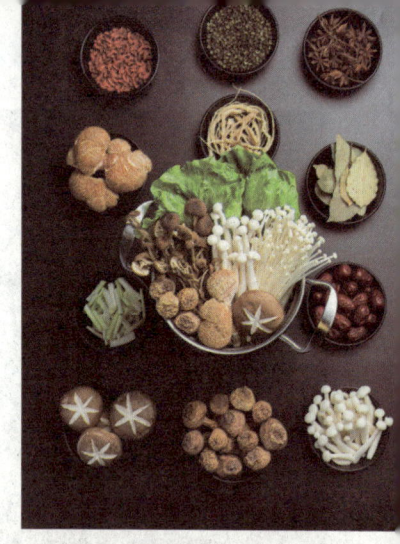

蔬菜、菌菇类

白萝卜

防癌功效

根据营养学家分析，白萝卜的生命力指数为5.5555，防病指数为2.7903。迄今为止，白萝卜种植已有千年历史，其在饮食和中医食疗领域有广泛应用。白萝卜含有的木质素，能提高巨噬细胞的活力，吞噬癌细胞；还能诱使人体自身产生干扰素,增强机体免疫力,以抑制癌细胞的生长,对抗癌有重要的作用。

食谱推荐

杏仁百合白萝卜汤

材料: 杏仁15克,干百合20克,白萝卜200克。

调料: 盐3克,鸡粉2克。

做法:

1.白萝卜洗净切块,再切条,改刀切成丁。

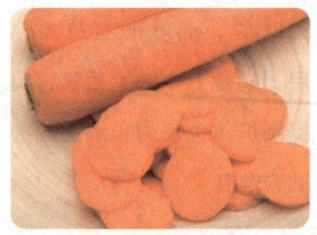

2.砂锅中注入适量清水烧开,放入泡发好的干百合、杏仁,倒入白萝卜丁,拌匀,用小火煮20分钟至白萝卜熟软。

3.放入盐、鸡粉,拌匀调味。

4.关火后盛出煮好的萝卜汤,装入碗中即可。

胡萝卜

防癌功效

新鲜的胡萝卜香甜清脆,营养丰富,是一种难得的果、蔬、药兼用之品,所以有"小人参"之称。现代

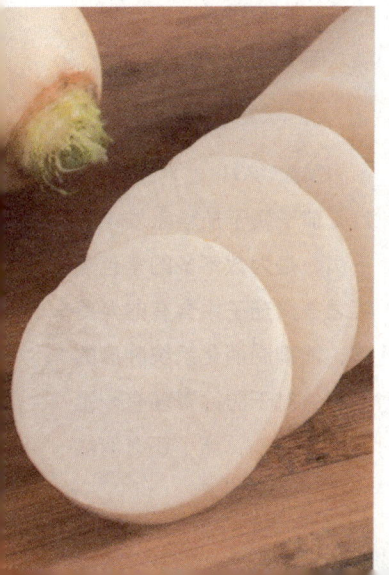

研究表明，胡萝卜含有较多的叶酸，而叶酸有抗癌作用。胡萝卜中的木质素，有提高机体免疫力和消灭癌细胞的作用。

食谱推荐

胡萝卜粳米粥

材料： 水发粳米100克，胡萝卜80克，葱花少许。

调料： 盐2克，鸡粉2克。

做法：

1.将去皮洗净的胡萝卜切开，改切条形，再切丁。

2.砂锅中注入适量清水烧开，倒入胡萝卜丁，放入洗净的粳米，搅拌均匀，使米粒散开。

3.烧开后用小火煮约35分钟，至食材熟透，加入鸡粉、盐，拌匀调味，再撒上葱花。

4.关火后盛出粳米粥，装入碗中即成。

茄子

防癌功效

茄子属于茄科家族中的一员，是为数不多的紫色蔬菜之一。茄子中含有的龙葵碱，能抑制消化系统肿瘤的增殖，对于防治胃癌有一定效果。此外，茄子还有清热

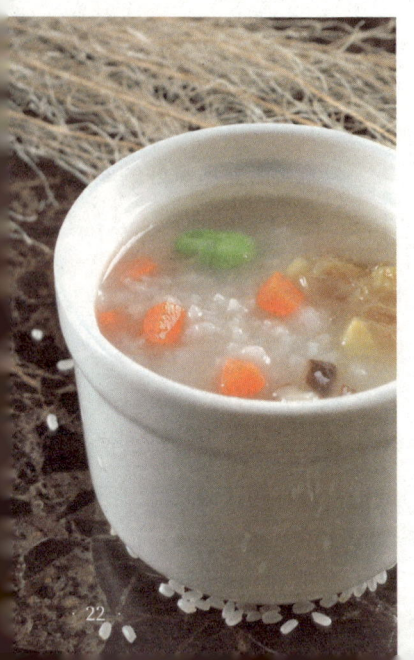

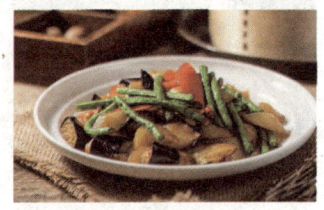

止血的作用。

食谱推荐

豆角烧茄子

材料： 豆角130克，茄子75克，肉末35克，红椒25克，蒜末、姜末各少许。

调料： 盐2克，鸡粉2克，白糖少许，料酒4毫升，水淀粉、食用油各适量。

做法：

1.豆角洗净切段，茄子洗净切条，红椒洗净切成碎末。

2.茄条和豆角分别入油锅中炸2分钟变软，捞出沥干油。

3.用油起锅，倒入肉末炒至变色，撒上姜末、蒜末炒出香味，倒入红椒末炒匀；倒入炸过的食材，用小火炒匀。

4.加入盐、白糖、鸡粉、料酒炒匀，再用水淀粉勾芡，盛出装盘即成。

南瓜

防癌功效

现代医学研究证实，南瓜有一定的抗癌作用，可以有效预防膀胱癌、胃癌等疾病。南瓜中所含的维生素A衍生物，可以降低机体对致癌物质的敏感程度，防止其癌变，以

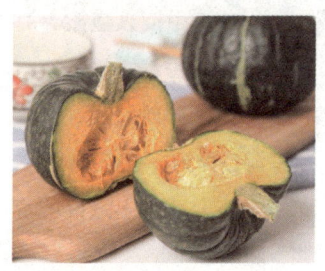

预防肺癌、膀胱癌等。

食谱推荐

红枣南瓜豆浆

材料： 红枣10克，豆浆500毫升，南瓜200克。

调料： 白糖10克。

做法：

1. 蒸锅中注水烧开，揭盖，放入洗好的红枣、洗净切好块的南瓜，用中火蒸15分钟至熟，取出。

2. 备好砧板，用刀将蒸好的南瓜按压至泥状，装盘待用。

3. 蒸好的红枣切开去核，切碎，待用。

4. 砂锅中倒入豆浆，开大火，加入白糖，搅拌至溶化，加入切碎的红枣，放入南瓜泥，拌匀，煮至入味。

5. 关火后盛出煮好的豆浆，装碗即可。

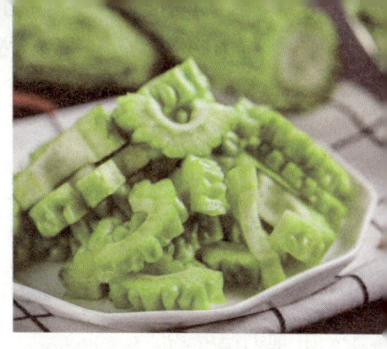

苦瓜

防癌功效

苦瓜又名凉瓜，是葫芦科植物，为一年生攀缘草本。苦瓜的抗癌功效来自一种类奎宁蛋白，它是一种能激活免疫细胞的活性蛋白，通过免疫细胞做"二传手"，将癌细胞或其他不正常的细胞杀掉。苦瓜种子中含有一种蛋白酶抑制剂，能抑制肿瘤细胞分泌蛋白酶，从而抑制癌细胞的侵袭和转移。

食谱推荐

苦瓜芦笋汁

材料： 苦瓜90克，芦笋

第二章　防癌抗癌，家庭饮食这么吃

50克。

调料：蜂蜜20克。

做法：

1.苦瓜洗净去瓤，切小块；芦笋洗净去皮，切小段。

2.榨汁机中倒入苦瓜块，放入芦笋段。

3.注入80毫升凉开水，盖上盖，榨约20秒即成蔬菜汁。

4.断电后将榨好的蔬菜汁倒入杯中，淋上蜂蜜即可。

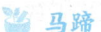 马蹄

防癌功效

马蹄，学名荸荠，为莎草科植物荸荠的球茎。现代科学研究表明，马蹄中的维生素C可抗癌，尤其对肺部、食管和乳腺的肿瘤有防治作用。马蹄中的荸荠英对常见的恶性肿瘤有一定防治作用，特别对肺部、食道、鼻咽和乳腺癌的防治更有益处。马蹄对阴虚火旺或肿瘤放疗后热毒明显的患者作用显著，因而马蹄制剂被用于

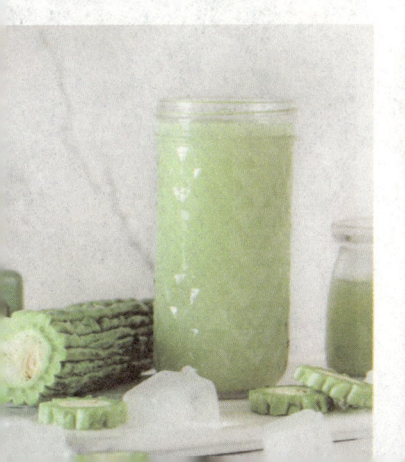

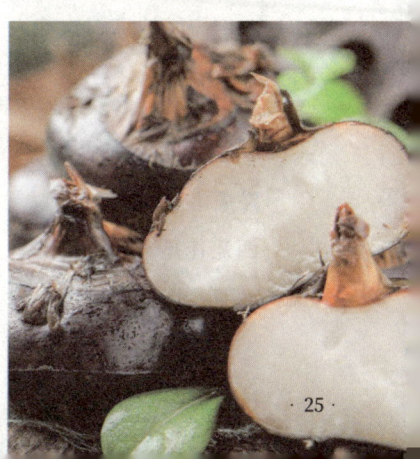

缓解癌症患者放疗中或放疗后的胸中烦热、口渴引饮、大便秘结等问题。

食谱推荐

梨汁马蹄饮

材料：梨200克，马蹄肉160克。

做法：

1.洗净的梨切取果肉，改切小块；马蹄肉切小块。

2.取榨汁机倒入适量材料，选择榨汁机第一档，榨取汁水；分次放入余下的材料，榨取果汁。

3.将榨好的马蹄饮滤入杯中，饮用即可。

西蓝花

防癌功效

西蓝花是十字花科的甘蓝类蔬菜。西蓝花中含有硫代葡萄糖苷，长期食用可以减少乳腺癌、直肠癌及胃癌等癌症的发病风险。西蓝花中的维生素C具有很强的清除自由基作用，尤其对致癌物——亚硝酸胺的形成有明显的阻断作用。研究表明，西蓝花中所含的一种名为萝卜硫素的物质，具有一定的防癌抗癌的功效，尤其对乳腺癌、直肠癌、胃癌等有预防作用。

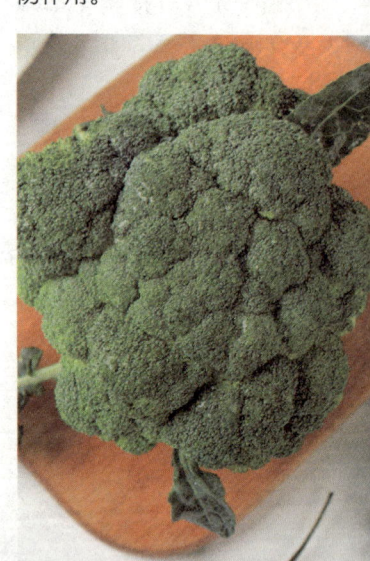

第二章　防癌抗癌，家庭饮食这么吃

食谱推荐

胡萝卜西蓝花沙拉

材料：胡萝卜片70克，西蓝花100克。

调料：白糖2克，白醋3毫升，盐少许，芝麻酱15克，花生酱15克。

做法：

1.胡萝卜洗净去皮，切片；西蓝花洗净，切块。

2.锅中注入适量的清水大火烧开，倒入备好的胡萝卜、西蓝花，煮至断生后捞出，放入冷水中冷却后，捞出沥干。

3.取一个碗，倒入花生酱、芝麻酱，加入少许盐、白醋、白糖、凉开水，搅拌均匀，即可制成酱汁。

4.取出一个小碟，摆上胡萝卜片、西蓝花，浇上调好的酱汁即可食用。

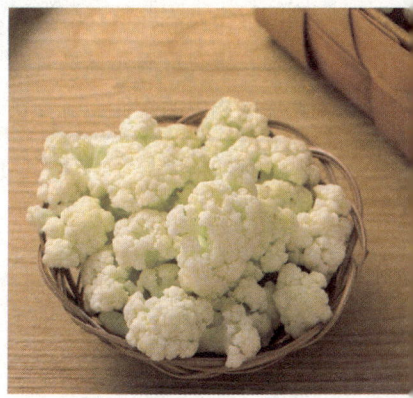

🥣 花椰菜

防癌功效

花椰菜中的吲哚类物质，能降低人体内雌激素水平，可预防乳腺癌发生；而吲哚类衍生物如芳香异硫氰酸苯酯、二硫酚酮等，可抵抗苯并芘等致癌物质的毒性。此外，花椰菜中含有一种酶类物质——萝卜硫素（1-异硫氰酸-4-甲磺酰基丁烷），能使致癌物失去活性，可减少胃肠癌及呼吸道癌的发生。因此营养医学界认为，患有胃病尤其是有乳腺癌家族史的女性，多食花椰菜可以预防胃癌、乳腺癌的发生。

食谱推荐

凉拌花椰菜

材料： 花椰菜300克，蒜末、葱花少许。

调料： 盐2克，鸡粉3克，辣椒油适量。

做法：

1. 花椰菜洗净，掰成小朵。

2. 锅中加水烧开，放入花椰菜，焯至断生后，捞出装碗，倒入凉水冷却。

3. 倒出凉水，加入蒜末、盐、鸡粉、辣椒油，用筷子拌匀。

4. 盛入备好的盘中，撒上葱花即可。

黄花菜

防癌功效

黄花菜，又叫金针菜、柠檬萱草、忘忧草等，为百

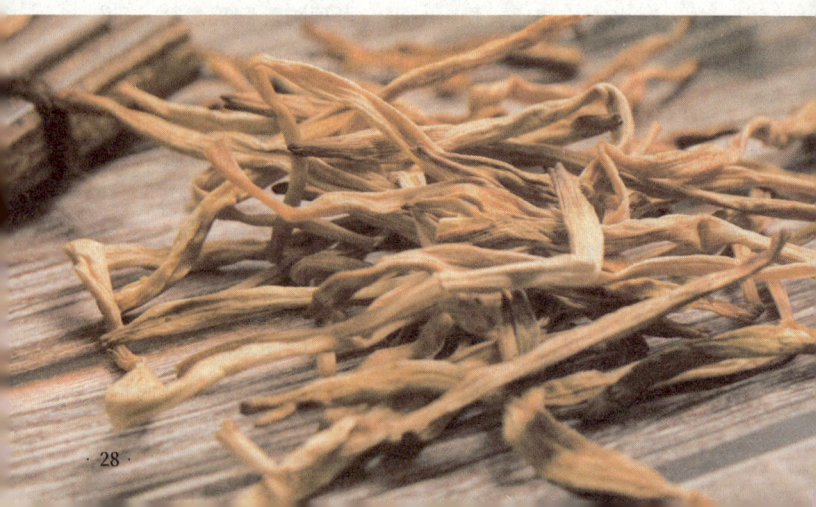

合科多年生草本植物。黄花菜中含有的某些有效成分能在一定程度上抑制癌细胞的生长,所含丰富的粗纤维能促进大便的排泄,因此可作为防治肠道类癌瘤的健康食品。

食谱推荐

黄花菜拌海带丝

材料： 彩椒50克,水发海带80克,水发黄花菜100克,蒜末、葱花各少许。

调料： 盐3克,鸡粉2克,生抽4毫升,白醋5毫升,陈醋8毫升,芝麻油少许。

做法：

1.彩椒洗净,切丝;海带洗净,切丝。

2.锅中注水烧开,淋上白醋,倒入海带丝、黄花菜拌匀,加入少许盐,放入彩椒丝,大火煮至食材熟透后捞出装碗。

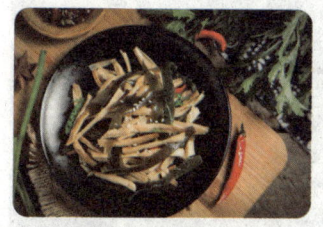

3.撒上蒜末、葱花,加入剩余的盐、鸡粉,淋入生抽、芝麻油、陈醋,搅拌至食材入味。

4.取一个干净的盘子,盛入拌好的食材,摆好盘即可。

菠菜

防癌功效

菠菜营养丰富,其维生素的含量在叶菜中名列前茅,菠菜中的β-胡萝卜素和叶酸的含量均十分丰富。有研究表明,β-胡萝卜素不仅可以预防癌症,而且还有

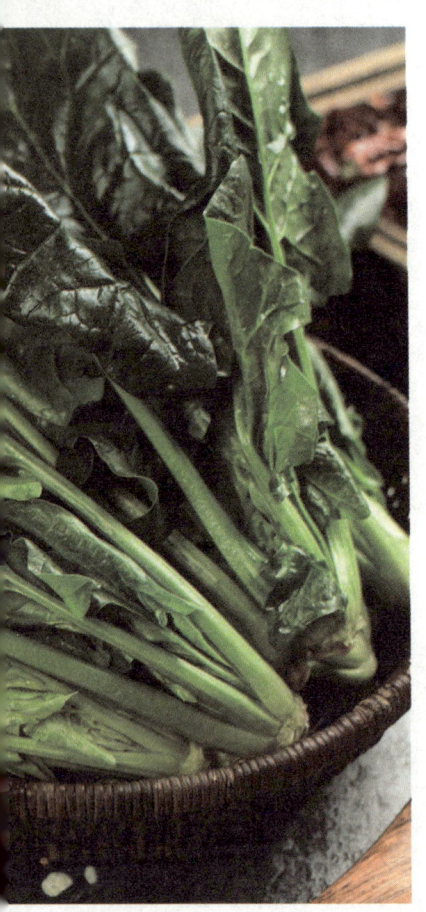

抗氧化的功效；叶酸可以降低乳腺癌、大肠癌发生的危险。菠菜中的酚类成分和甾醇类成分也能抑制癌细胞。菠菜等黄绿色叶菜中的叶绿素能有效降低致癌物质黄曲霉毒素的毒性，并减少对其的吸收。

食谱推荐

牛肉菠菜粥

材料： 水发大米85克，牛肉50克，菠菜叶40克。

做法：

1.牛肉洗净切碎；锅中注水烧开，倒入洗净的菠菜叶，焯片刻后捞出切碎。

2.取榨汁机，注入适量清水，放入水发大米、菠菜碎，盖上盖子，榨汁约半分钟，断电后取下机身待用。

3.砂锅置于火上，放入牛肉碎，炒匀，倒入大米菠菜汁，煮至粥黏稠，关火。

4.盛出煮好的粥，装入碗中即可。

防癌抗癌,家庭饮食这么吃

大蒜

防癌功效

大蒜对免疫功能低下的小鼠具有提高细胞免疫力、体液免疫力、非特异性免疫功能的作用。常吃大蒜可提高机体免疫能力,增强机体抗氧化、抗突变和抗肿瘤的能力。大蒜中的锗和硒等元素可抑制癌细胞的生长。此外,大蒜能抑制胃液中硝酸盐被还原为亚硝酸盐,从而阻断亚硝胺的合成,减少胃、食管、大肠、乳腺、卵巢、胰腺、鼻咽等处癌变的发生率。

食谱推荐

大蒜炒鸡蛋

材料: 蛋液80克,葱段30克,蒜片少许。

调料: 盐1克,料酒5毫升,食用油适量。

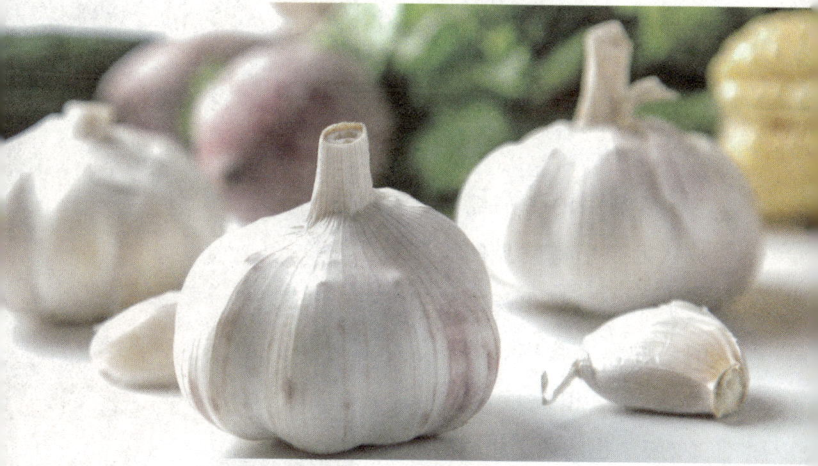

做法：

1. 在备好的蛋液中加入盐、料酒，搅拌均匀，待用。

2. 用油起锅，倒入搅匀的蛋液，煎至七八成熟，盛出装盘。

3. 锅中再次注油烧热，倒入蒜片、葱段，爆香，倒入炒好的鸡蛋，翻炒均匀至入味。

4. 关火后盛出菜肴，装盘即可。

 番茄

防癌功效

番茄中的番茄红素，被认为是所有常见的类胡萝卜素中抗氧化能力最强的一种。《食物、营养、身体活动和癌症预防》（2版）也阐述了相同的观点。该报告还作出如下结论："队列研究和病例－对照研究提供了大量一致的证据，尤其是关于番茄制品。还有合理的作用机制方面的证据。因此含有番茄红素的食物'很可能'能够预防前列腺痛的发生。"另外，番茄红素能使癌细胞向良性方向转化，趋于回归正常。

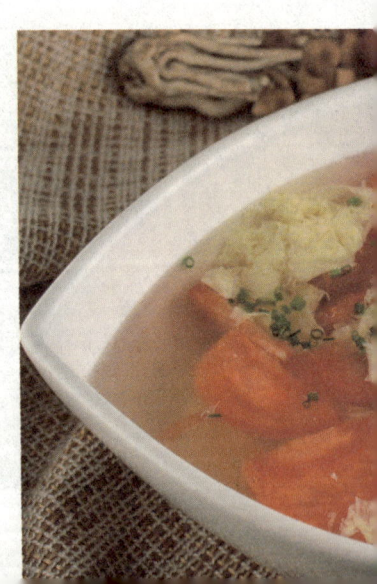

食谱推荐

番茄蛋汤

材料： 番茄120克，蛋液50克，高汤适量，葱花少许。

调料： 盐2克，鸡粉2克，胡椒粉2克。

做法：

1. 锅中注入备好的高汤烧开，放入洗净切块的番茄，用勺搅拌均匀，开大火煮约1分钟至食材熟透。

2. 加入鸡粉、盐、胡椒粉，拌匀调味后倒入打散拌匀的蛋液，边倒边搅拌，用小火略煮片刻，至蛋花成型。

3. 关火后盛出煮好的汤，装入碗中，撒上葱花即可。

豆芽菜

防癌功效

豆芽菜包括黄豆芽、绿豆芽、黑豆芽等，又称如意菜。豆芽菜中的木质素，能激活巨噬细胞，提高消灭癌细胞的能力。豆芽菜中的微量元素硒可抑制过氧化物及自由基的形成，阻断致癌物质与细胞内DNA（脱氧核糖核酸）的结合，有较为明显的防癌作用。豆芽菜含有大豆的活性物质——异黄酮，对乳腺癌、前列腺癌、

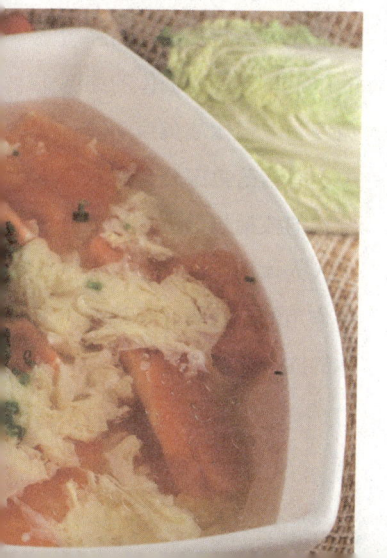

大肠癌、子宫内膜癌有预防效果。

食谱推荐

凉拌黄豆芽

材料： 黄豆芽100克，芹菜80克，胡萝卜90克，白芝麻、蒜末各少许。

调料： 盐4克，鸡粉2克，白糖4克，芝麻油2毫升，陈醋、食用油各适量。

做法：

1. 胡萝卜洗净去皮切丝，芹菜洗净后切成段。

2. 锅中注水烧开，放入少许盐、食用油、胡萝卜、黄豆芽、芹菜段，拌匀焯水，捞出，沥干水分，装盘。

3. 加入盐、鸡粉、蒜末、白糖、陈醋和芝麻油，搅拌至食材入味。

4. 将拌好的食材装盘，撒上白芝麻即可。

香菇

防癌功效

香菇是侧耳科植物香蕈的子实体。动物实验证明，香菇中的香菇多糖抑制肿瘤的作用与其提高机体的细胞免疫功能和体液免疫功能有关。香菇菌盖部分含有双链结构的核糖核酸，这种成分进入人体后，会产生具有抗癌作用的干扰素，可增强人体的抗癌能力。

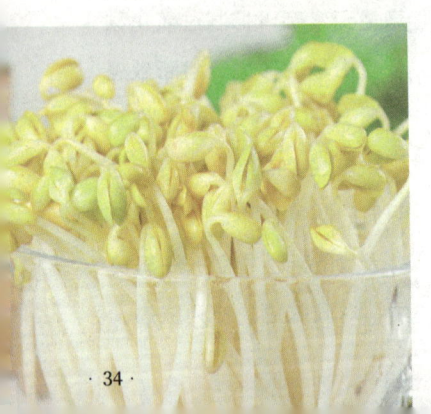

第二章　防癌抗癌，家庭饮食这么吃

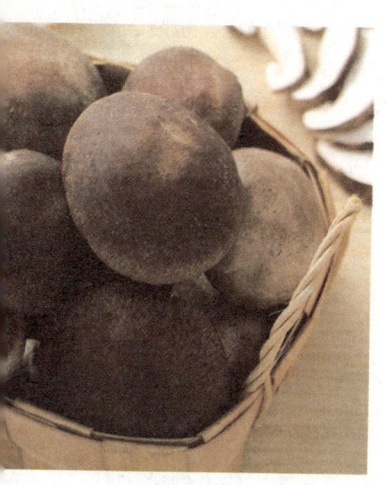

食谱推荐

鸡肉蔬菜香菇汤

材料：鸡肉20克，魔芋50克，油豆腐20克，去皮白萝卜50克，香菇20克，去皮胡萝卜30克，葱段8克，高汤适量。

调料：盐1克，五香粉3克，生抽5毫升，芝麻油适量。

做法：

1.鸡肉和魔芋洗净，先切条，再切丁；胡萝卜和白萝卜洗净，切片。

2.香菇洗净，切成四块；葱段洗净，切粒；油豆腐对半切开，切块。

3.热锅中注芝麻油烧热，加鸡肉、魔芋、白萝卜、胡萝卜，倒入葱粒。

4.炒至变软，放入高汤、油豆腐、香菇、盐、生抽，搅匀，炒至熟软。

5.关火后盛出装碗，撒上五香粉即可。

木耳

防癌功效

木耳营养丰富，是滋补强壮之品。木耳含有膳食纤维、胡萝卜素、B族维生素、维生素C、维生素E、多糖体、胶质、钾、钙、铁等抗癌成分。木耳还含有木耳多糖,这是从木耳子实体中分离得到的一种酸性黏多糖。现已证实它有抗肿瘤的作用,可提高人体免疫力,起到预防癌症的效果。木耳还能减少血液凝块,有防治动脉粥样硬化、预防冠心病的作用。

食谱推荐

木耳山药

材料: 水发木耳80克,圆椒40克,去皮山药200克,彩椒40克,葱段、姜片各少许。

调料: 盐2克,鸡粉2克,蚝油3克,食用油适量。

做法:

1.圆椒和彩椒洗净,切开去籽,切成片;山药洗净,切片;水发木耳洗净,撕成小朵。

2.锅中注入清水烧开,倒入山药、木耳、圆椒、彩椒,煮至断生后捞出。

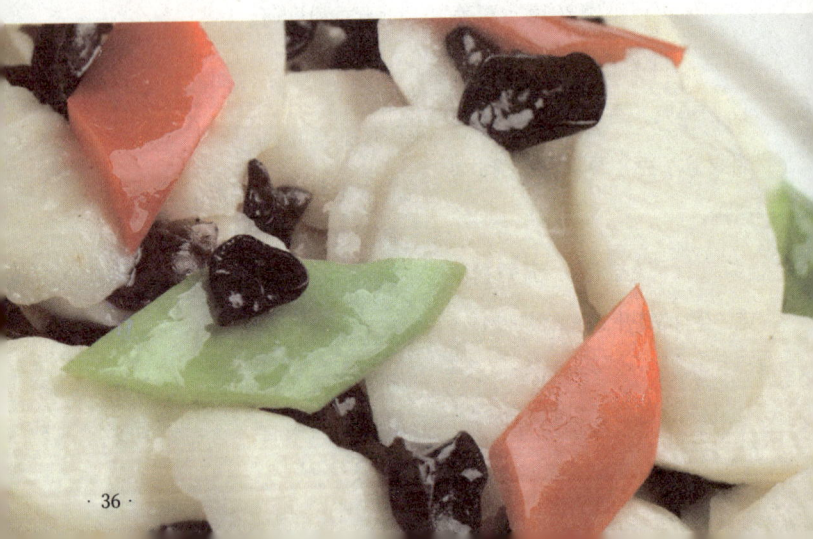

3.姜片、葱段倒入油锅中爆香,放入蚝油、山药、木耳、圆椒、彩椒。

4.加入盐、鸡粉,翻炒片刻至入味。

5.将炒好的菜肴盛出装盘即可。

银耳

防癌功效

银耳又称白木耳、雪耳、银耳子等,有"菌中之冠"的美称,是营养滋补佳品。银耳中所含的有效抗癌成分为银耳多糖。银耳多糖的抗癌机制不同于细胞毒性药物的直接杀伤作用,而是通过提高机体免疫力,间接抑制肿瘤的生长。适量食用银耳,可在一定程度上缓解肿瘤患者放疗或化疗后引起的口干咽燥、津液亏损等症状。

食谱推荐

冬瓜银耳排骨汤

材料: 冬瓜300克,干百合20克,玉竹15克,水发银耳55克,排骨段200克,水发薏米25克,水发芡实30克,姜片少许,茯苓、淮山、桂圆肉各适量。

调料: 盐2克。

做法:

1.冬瓜洗净切块;芡实、薏米、淮山、茯苓、玉竹、干百合洗净;排骨洗净入沸水中煮片刻后捞出,沥干水分。

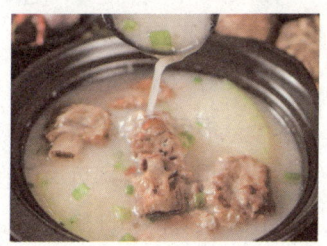

2.砂锅中注入清水烧开,放入排骨段和冬瓜、芡实、薏米、淮山、茯苓、桂圆肉、玉竹、干百合、银耳。

3.撒上姜片,拌匀,煮至食材熟透。

4.加入盐,拌匀,煮至入味,盛出煮好的排骨汤,装碗即可。

❀ 海产类

🍵 海带

防癌功效

海带,别名昆布、江白菜,属于褐藻的一种。研究发现,海带中的钙具有防止血液酸化的作用,而血液酸化正是导致癌变的重要因素之一。海带具有化痰、软坚散结功用,有一定抗癌作用,作为传统的治肿瘤药成

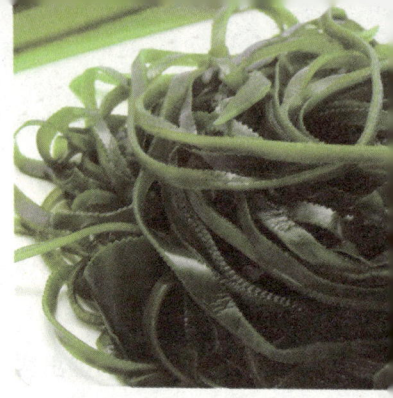

分之一,中医临床常用于治疗瘿瘤、噎膈、瘰疬、痰核等(相当于现代医学所说的甲状腺、食管、胃、大肠、淋巴系统等多种良性、恶性肿瘤)。海带黏液中的岩藻多糖对抑制大肠癌有较明显的效果。

食谱推荐

海带牛肉汤

材料: 牛肉150克,水发海带丝100克,姜片、葱段各少许。

调料: 鸡粉、胡椒粉各2克,生抽4毫升,料酒6毫升。

做法：

1. 将洗净的牛肉切丁。

2. 锅中注水烧开，倒入牛肉丁、适量料酒，拌匀，余去血水，捞出，沥干水分。

3. 高压锅中注水烧热，倒入牛肉丁、姜片、葱段、剩余料酒，煮至熟透。

4. 拧开盖子，倒入洗净的海带丝，略煮一会儿，加入生抽、鸡粉、胡椒粉，拌匀调味，盛出煮好的汤料即成。

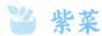紫菜

防癌功效

紫菜含有膳食纤维、多糖、B族维生素、维生素A、维生素C、二十碳五烯酸（EPA）、二十碳六烯酸（DHA）、钙、铁等成分。紫菜熟食或煮汤饮，有清利湿热、软坚散结的功效，对于肿瘤患者有湿热内蕴者（症

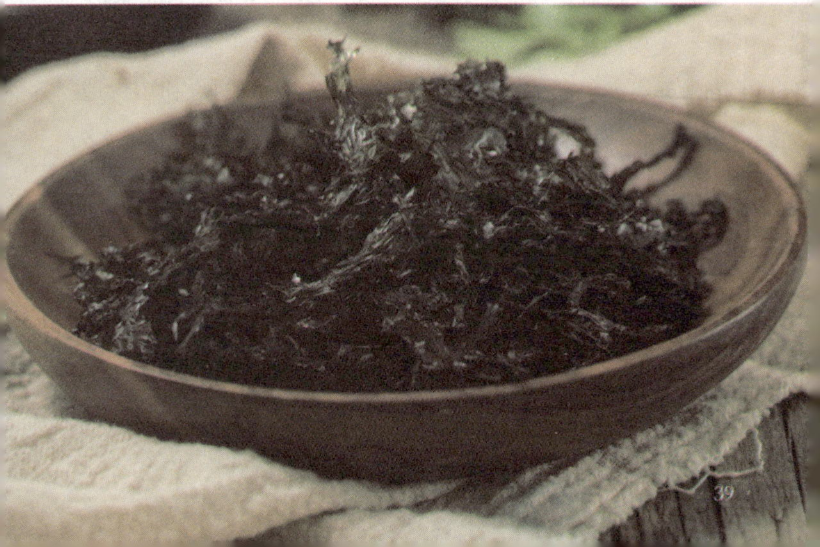

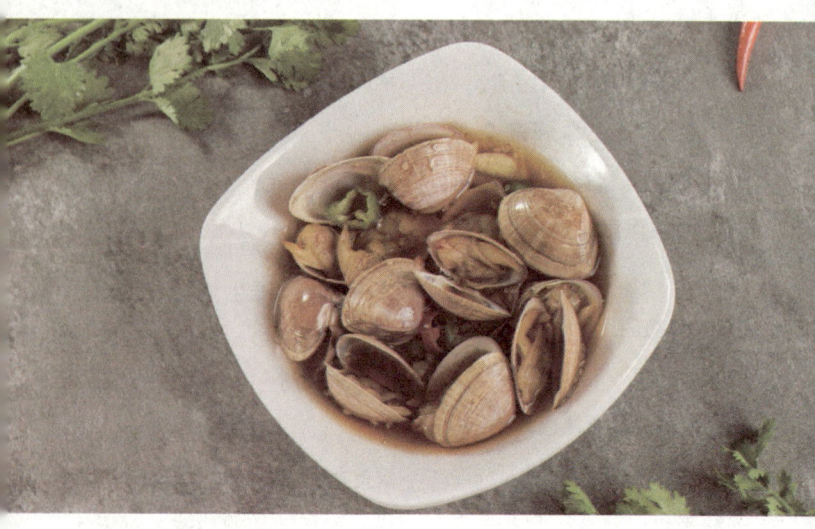

见热势缠绵、午后热高、身重疲乏、胸脘痞满、不思饮食、大便黏腻不爽、小便不利或黄赤等表现），有一定食疗或辅助治疗作用。

食谱推荐

花蛤紫菜汤

材料： 蛤蜊400克，水发紫菜80克，姜丝、香菜段各少许。

调料： 盐2克，鸡粉2克，胡椒粉、食用油各适量。

做法：

1.将洗好的蛤蜊切开，去除杂质后放入碗中，用清水洗干净，备用。

2.锅中倒入适量清水烧开，放入处理好的蛤蜊，撒入姜丝，加入盐、鸡粉，倒入食用油，盖上盖子，煮至沸。

3.揭开盖子,加入洗好的紫菜,拌匀,撒入胡椒粉,搅匀,继续搅拌片刻,至紫菜散开。

4.关火后盛出煮好的汤品,装入汤碗中,撒上香菜段即可。

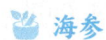 海参

防癌功效

根据海参背面是否有圆锥肉刺状的疣足,可将海参分为"刺参类"和"光参类"两种。其中"刺参类"主要是刺参科的种类,"光参类"主要是海参科、瓜参科和芋参科的种类。海参中的海参毒素对某些癌细胞有一定的抑制作用。海参中所含有的钼元素能防治食管癌,硒化合物对肺癌、乳腺癌及结肠癌等都有一定的效果,酸性黏多糖能明显地调节机体生理功能,增加抗癌活性,有抑制癌细胞生长的作用。

食谱推荐

海参粥

材料: 海参300克,粳米250克,姜丝少许。

调料: 盐2克,鸡粉2克,芝麻油少许。

做法:

1.海参洗净切开去内脏后切丝,放入烧开水的锅中略煮片刻去除腥味,捞出。

2.砂锅中倒入适量清水烧热,加入淘洗干净的粳米

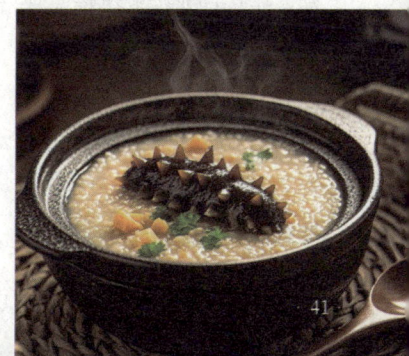

拌均匀，盖上盖用大火煮开后，转小火煮40分钟至粳米熟软。

3.揭盖加盐、鸡粉拌匀，加入海参、姜丝拌匀，盖上盖续煮10分钟至食材入味，揭盖淋入芝麻油，拌匀，关火盛出。

❀ 水果干果类

 苹果

防癌功效

在人们经常食用的水果中，苹果的抗氧化活性仅次于草莓，排在第二位。苹果中的多酚，能够抑制癌细胞的增殖，降低结肠癌的发病率。苹果中的黄酮类物质是一种高效抗氧化剂，它不但是最好的血管清理剂，而且是癌症的克星。苹果中的原花青素能预防结肠癌。芬兰的一项研究揭示，多吃苹果能使肺癌的患病率减少46%，其他癌症的患病率减少2.0%。

食谱推荐

苹果蔬菜沙拉

材料：苹果100克，番茄150克，黄瓜90克，牛奶30毫升，生菜50克。

调料：沙拉酱10克。

做法：

1.番茄、黄瓜均洗净切片；苹果洗净去核切片，将食材装入碗中。

2.加入牛奶和沙拉酱，

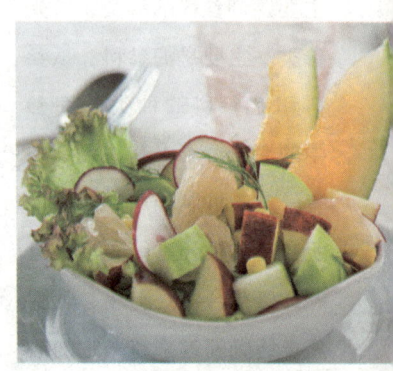

拌匀使食材入味。把洗好的生菜叶垫在盘底，盛入做好的果蔬沙拉即可。

 柠檬

防癌功效

柠檬中含有的黄酮类成分，具有抑制多种癌症细胞生长的作用，包括白血病细胞、宫颈癌细胞、乳腺癌细胞和肝癌细胞等，能够起到一定的抗癌效果。据实验结果表明，经常食用含黄酮类成分的食物的癌症患者病情发展更缓慢。

食谱推荐

薄荷柠檬茶

材料：鲜柠檬片40克，鲜薄荷叶30克。

调料：蜂蜜适量。

做法：

1.将薄荷叶洗净揉碎，

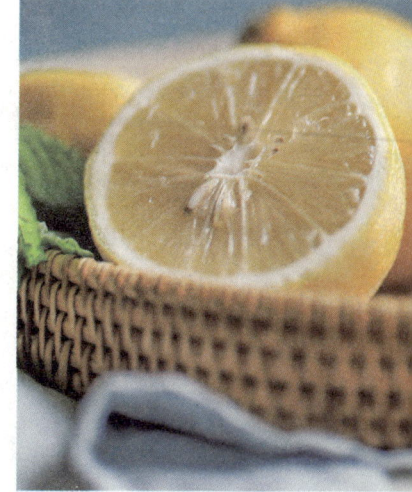

放入玻璃茶杯中。

2.撒上备好的柠檬片，注入适量开水，加入适量蜂蜜，搅拌均匀。

3.泡约2分钟，至其散发出香味，趁热饮用即可。

 梨

防癌功效

梨富含粗纤维、β-胡萝卜素、维生素B2、维生素

C、类黄酮、烟酸等，具有一定的防癌抗癌作用，特别对于鼻咽癌、喉癌、肺癌放疗后出现口燥咽干、咳嗽少痰等阴津损伤者尤为适宜。对于喉癌接受放疗的患者，可用梨汁，时时饮用。肺癌患者出现咳嗽痰多时，可用梨捣汁饮用，熬膏亦良，亦可加姜汁、白糖食用。

食谱推荐

冰糖雪梨

材料：雪梨1个，红枣3颗，枸杞3颗。

调料：冰糖30克。

做法：

1.洗好的雪梨去皮切开，去核，切瓣，改切小块。

2.砂锅中注水烧开，倒入切好的雪梨，加入备好的红枣、枸杞，拌匀，盖上盖。

3.用大火煮开后转小火续煮20分钟至食材熟软，揭盖，加入冰糖。

4.搅拌至冰糖溶化，倒入碗中即可。

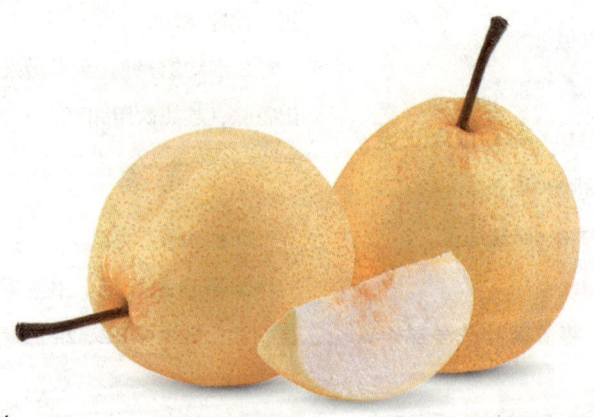

猕猴桃

防癌功效

猕猴桃,是中华猕猴桃栽培种水果的名字,也叫奇异果、藤梨。通过近年的研究证实,猕猴桃中含有一种可阻断人体内致癌的亚硝胺生成的活性物质,因而具有良好的抗癌作用。猕猴桃能通过保护细胞间质屏障,消除人体内的致癌物质,对延长癌症患者生存期起一定作用,尤其适于乳腺癌、膀胱癌、肺癌、宫颈癌等患者放疗后食用。另外,猕猴桃还有解热、止渴、通淋、健胃的功效,常吃可预防心脑血管病。

食谱推荐

芹菜猕猴桃雪梨汁

材料: 芹菜45克,猕猴桃70克,雪梨95克。

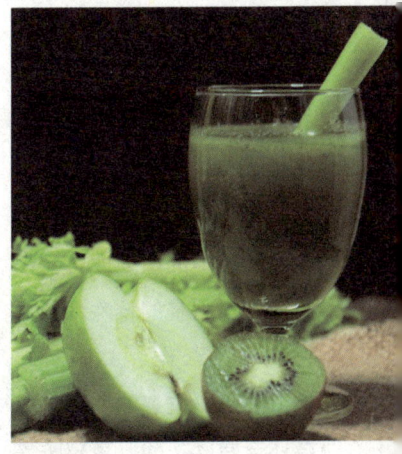

做法:

1.洗净的芹菜切小段;雪梨洗净去皮,切条形,改刀切小块;洗净的猕猴桃取果肉切丁。

2.取备好的榨汁机,选择搅拌刀座组合倒入切好的食材,注入适量纯净水盖好盖子,选择"榨汁"功能,榨取果汁。

3.断电后倒出果汁,装入杯中即成。

草莓

防癌功效

草莓富含β-胡萝卜素、维生素C、维生素E、锌、铜、硒等，这些物质都是抗氧化系统中的重要成员，都有捕捉自由基的特殊本领，它们通力合作，共同筑起一道防癌、抗癌的屏障。草莓还含有鞣花酸、草莓胺等抗癌物质，能防止黄曲霉毒素、亚硝胺等物质发生致癌作用，并能抑制癌细胞的生长，从而具有防癌抗癌之功效。另外，草莓对防治动脉硬化、冠心病、便秘、贫血、消化不良等也有较好的作用，是不可多得的保健食物。

食谱推荐

酸奶草莓

材料： 草莓90克，酸奶

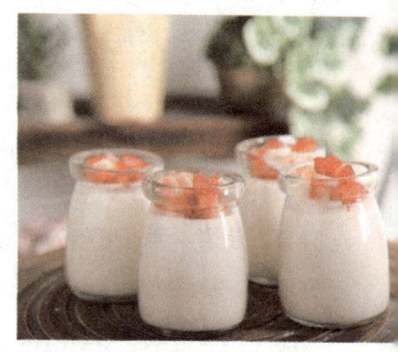

100毫升。

调料： 蜂蜜适量。

做法：

1.将草莓洗净，去蒂并切成小块。

2.将酸奶倒入杯中，加入草莓块搅拌均匀，淋入适量的蜂蜜，快速搅拌一会儿至食材入味。

3.取一个干净的盘子，盛入拌好的食材即可。

葡萄

防癌功效

葡萄具有较强的抗癌功

能，因为它含有的白藜芦醇可以防止健康细胞癌变，并能抑制已癌变的细胞扩散。科学家在包括葡萄、桑树和花生在内的七十多种植物中都发现了白藜芦醇，不过，以葡萄和葡萄制品中的白藜芦醇含量最高。葡萄籽中的前花青素具有较好的抗氧化作用，能在一定程度上抑制癌症的发生。

食谱推荐

葡萄芹菜汁

材料： 葡萄100克，芹菜90克。

调料： 蜂蜜适量。

做法：

1.将洗净的芹菜切成粒，待用；取榨汁机，选搅拌刀座组合，倒入洗净的葡萄，加入芹菜粒。

2.倒入适量矿泉水，盖上盖，选择"榨汁"功能，榨取葡萄芹菜汁，揭开盖，放入适量蜂蜜。

3.盖上盖，选择"榨汁"功能，拌匀。

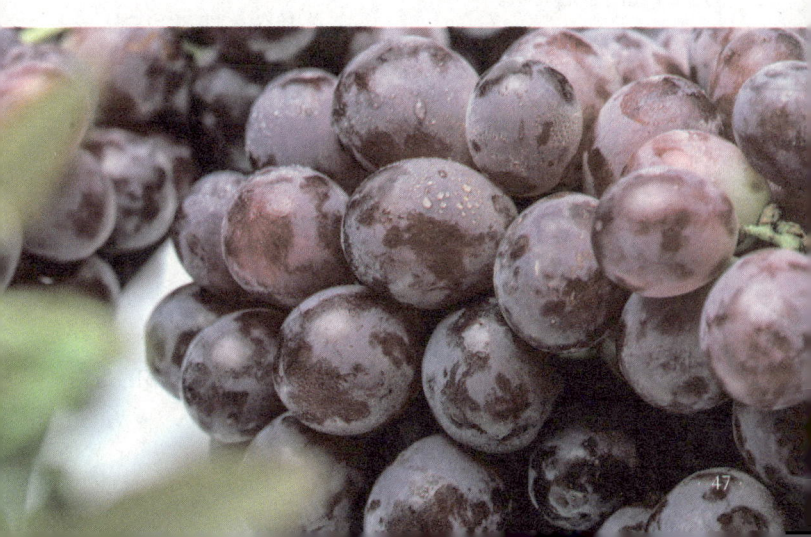

4.揭盖,把榨好的葡萄芹菜汁倒入杯中即可。

罗汉果

防癌功效

罗汉果结合中草药或协同其他抗癌药物治疗癌症,可以起到辅助效果,能减轻毒性较强的抗癌药物的不良反应。罗汉果性凉、味甘,有清热润肺、滑肠通便、消肿止血之功效。以罗汉果泡水代茶饮,可以缓解癌症化疗后伴随的不适症状。

食谱推荐

罗汉果银耳炖雪梨

材料: 罗汉果35克,雪梨200克,枸杞10克,水发银耳120克。

调料: 冰糖20克。

做法:

1.洗好的银耳切小块,备用;洗净的雪梨去皮,去核,切瓣,再切成丁。

2.砂锅中注入适量清水烧开,放入洗好的枸杞、罗汉果、雪梨、银耳,盖上盖,烧开后用小火炖20分钟,至食材熟透,揭开盖,放入冰糖。

3.拌匀,略煮片刻,至冰糖融化。

4.关火后盛出煮好的甜汤,装碗即可。

乌梅

防癌功效

乌梅又称酸梅,营养价值较高,内含丰富的蛋白

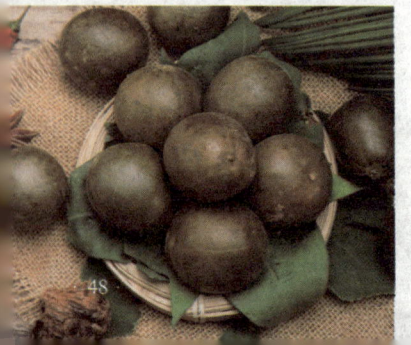

质、脂肪、碳水化合物、无机盐、维生素C、钙、磷、铁、钾等,还富含苹果酸、柠檬酸、琥珀酸、枸橼酸等成分,有显著的抗菌作用。《本草纲目》记载,乌梅有"敛肺涩肠,治久嗽,泻痢,反胃噎膈"之功效。其中,"反胃噎膈"包括现代认识的食管癌、胃癌、贲门癌等消化道癌症,可用乌梅辅助治疗。动物实验研究也表明,乌梅有很好的抗癌、防衰老的功能。

食谱推荐

太子参乌梅茶

材料: 太子参5克,乌梅10克,甘草5克。

调料: 冰糖8克。

做法:

1.取一个杯子,放入备好的太子参、乌梅、甘草、冰糖。

2.倒入适量开水,搅拌均匀。

3.盖上盖,泡半小时即可。

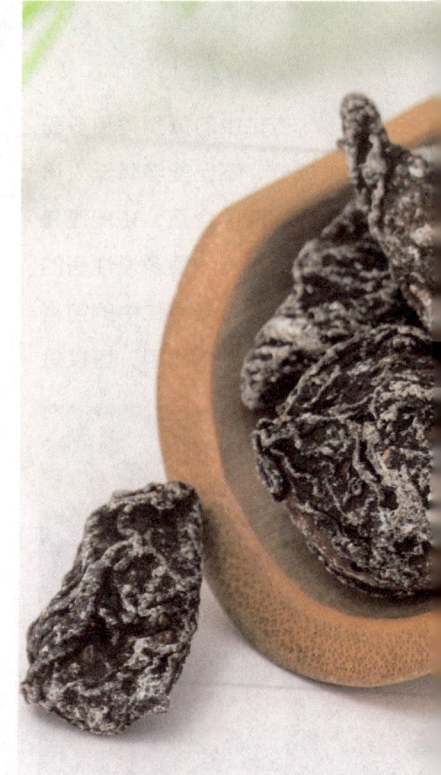

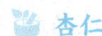 杏仁

防癌功效

杏仁中的黄酮类和多酚类成分,不但能够降低人体内胆固醇的含量,还能显著降低心脏病和很多慢性病的发病危险。苦杏仁中的苦杏仁苷有抗肿瘤作用,可以进入血液专杀癌细胞,而对健康细胞没有作用,因此可以改善晚期癌症病人的症状。研究表明,苦杏仁苷还能帮助体内胰蛋白酶消化癌细胞的透明样黏蛋白膜,使体内白细胞更易接近癌细胞,并吞噬癌细胞。

食谱推荐

黑芝麻杏仁粥

材料: 水发大米100克,黑芝麻10克,杏仁12克。

调料: 冰糖25克。

做法:

1.砂锅中注入适量清水烧开,倒入滤净的大米,加入备好的黑芝麻、杏仁,拌匀。

2.盖上盖,大火煮开之后转小火煮30分钟至食材熟软。

3.揭盖,放入冰糖,

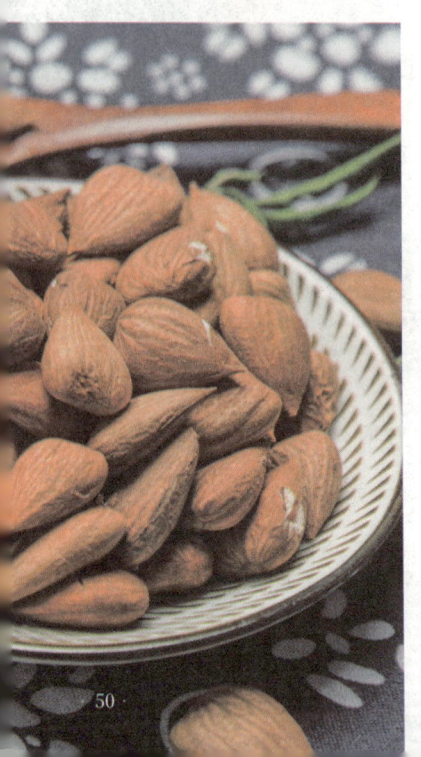

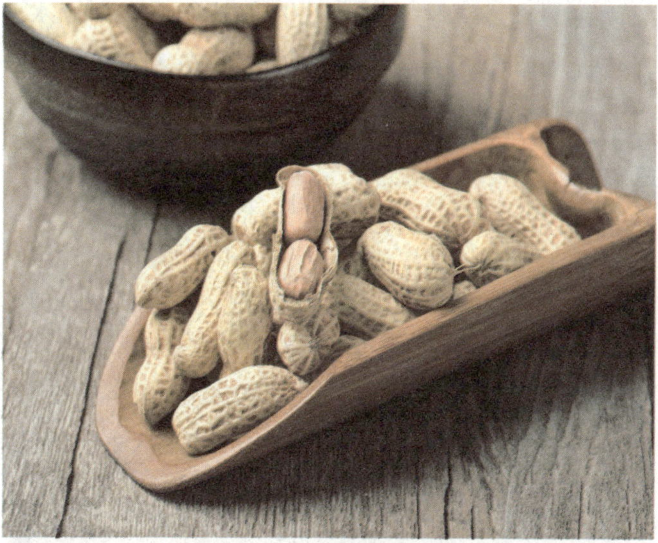

拌匀。

4.关火后盛出煮好的粥,装入碗中即可。

花生

防癌功效

花生仁及其外皮中含有一种多酚类物质——白藜芦醇,它是肿瘤疾病的天然化学预防剂。同时,花生中还含有微量元素硒。有限的证据提示,含有硒的食物能够预防肺癌的发生,含有硒的食物"很可能"能够预防前列腺癌(有可信的作用机制方面的证据)。花生油中含有大量的亚油酸,这种物质可使人体内的胆固醇分解为胆汁酸并排出体外,减少因胆固醇过量蓄积而引发心脑血管疾病的发生率。

食谱推荐

木瓜鱼尾花生猪蹄汤

材料： 猪蹄块80克，鱼尾100克，木瓜块30克，水发花生米20克，姜片少许，高汤适量。

调料： 盐2克，食用油适量。

做法：

1. 猪蹄块倒入开水锅中，搅拌片刻，余去血水，沥干备用；姜片放入油锅中爆香，加入鱼尾，煎出香味，倒入适量高汤煮沸取出，装入鱼袋扎好备用。

2. 在煮过鱼的高汤中放入猪蹄、木瓜、花生，加入鱼尾，煮至食材熟软。

3. 开盖加入盐调味，搅拌均匀至食材入味，盛出装碗即可。

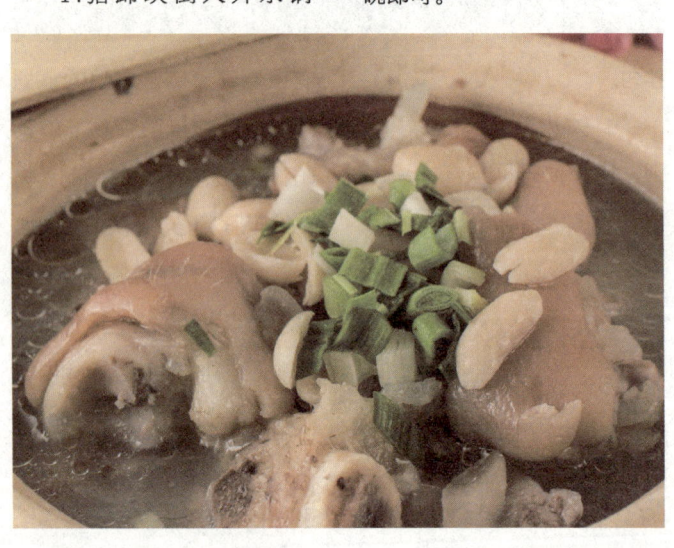

核桃

防癌功效

现代医学研究发现,核桃仁、核桃根、核桃枝中含有一种特殊的植物激素,具有抗癌作用。日本民间多食用核桃仁防癌。另外,核桃仁含有丰富的油脂及多种营养素,被人们称为"养人之宝",可防治泌尿系统结石、老年便秘、皮肤干燥、湿疹、脱发、动脉硬化等。核桃仁对多种肿瘤,如食管癌、胃癌、鼻咽癌、肺癌、甲状腺癌、淋巴肉瘤等都有一定的抑制作用。此外,核桃对癌症患者还有镇痛、提升白细胞及保护肝脏等作用。

食谱推荐

核桃芝麻米浆

材料: 核桃仁20克,黑芝麻25克,大米25克。

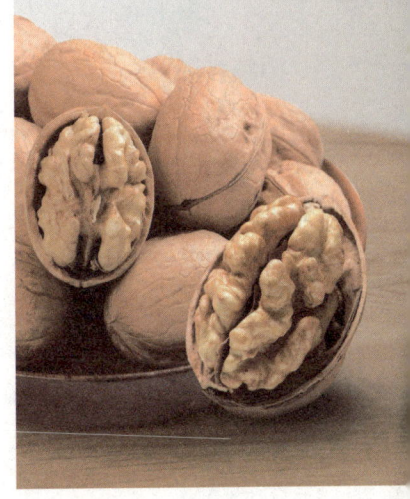

做法:

1.把洗好的核桃仁、大米倒入豆浆机中,放入洗净的黑芝麻,注入适量清水,至水位线即可。

2.按"开始"键,开始打浆;豆浆打好后,断开电源,用滤网过滤后,倒入碗中。

3.用汤匙撇去浮沫即可。

松子

防癌功效

松子仁的脂肪油含量占50％以上，而且其中大多是亚油酸、亚麻油酸等不饱和脂肪酸，在一定程度上可预防多种癌症。松子的膳食纤维含量高达12.4％。国内外多项科研成果显示，膳食纤维能够预防肠癌、乳腺癌等。

食谱推荐

松仁炒丝瓜

材料：丝瓜90克，胡萝卜片50克，松仁12克，姜末、蒜末各少许。

调料：盐2克，鸡粉、水淀粉、食用油各适量。

做法：

1.丝瓜洗净去皮切小块；锅中注入适量清水，用大火烧开，加入适量食用油，放入胡萝卜片，煮半分钟。

2.倒入丝瓜，续煮片刻，至其断生捞出。

3.油锅中倒入姜末、蒜

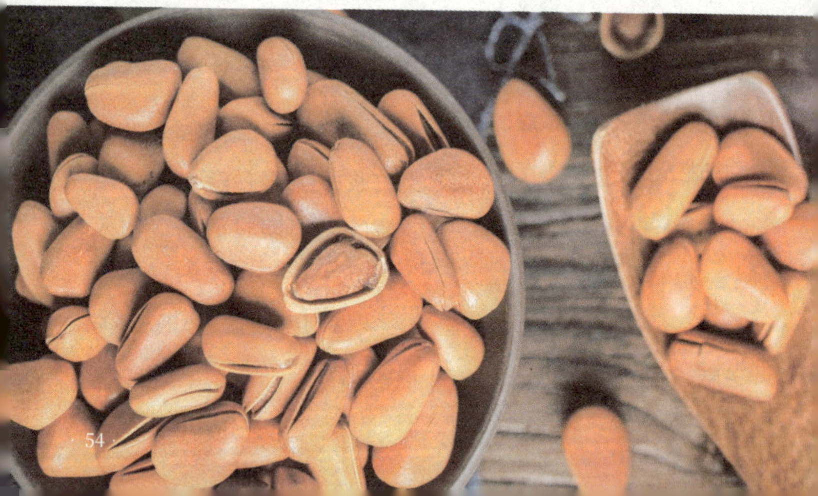

第二章 防癌抗癌,家庭饮食这么吃

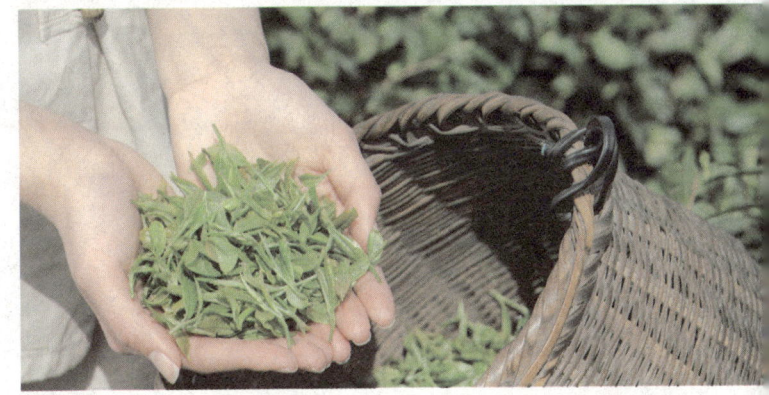

末爆香,倒入胡萝卜和丝瓜,拌炒一会儿,加入盐和鸡粉,炒至入味,倒入水淀粉,炒匀。

4.将炒好的菜肴盛盘,撒上松仁即可。

饮品类

绿茶

防癌功效

绿茶中含有较多的茶多酚类物质,它可以减少"B-CL-XL"蛋白的表达(该蛋白可以抑制癌细胞的凋亡),从而起到防治癌症的作用。另外,这些酚类化合物具有清除自由基与抗氧化的作用,它对化学致癌物苯并芘类诱导体有很强的抑制作用,还能够抑制芳基烃受体分子的活性,阻断某些致癌物质的生成,杀伤和抑制癌细胞生长。茶多酚可以阻断亚硝酸胺等多种致癌物质在体内合成,并具有直接杀伤癌细胞和提高机体免疫能力的功效,对胃癌、肠癌等癌症的预防和辅助治疗均有裨益。

食谱推荐

桂花甘草绿茶

材料: 甘草30克,绿茶20克,桂花25克。

调料: 蜂蜜20克。

做法:

1.砂锅中注入适量清水烧开,倒入洗净的甘草、绿茶、桂花,拌匀,加盖,大火煮5分钟至释放出有效成分。

2.关火后焖5分钟至飘出香味,揭盖,盛出煮好的茶。

3.装入茶壶中,盖上壶盖,倒入茶杯中,加入蜂蜜搅匀即可饮用。

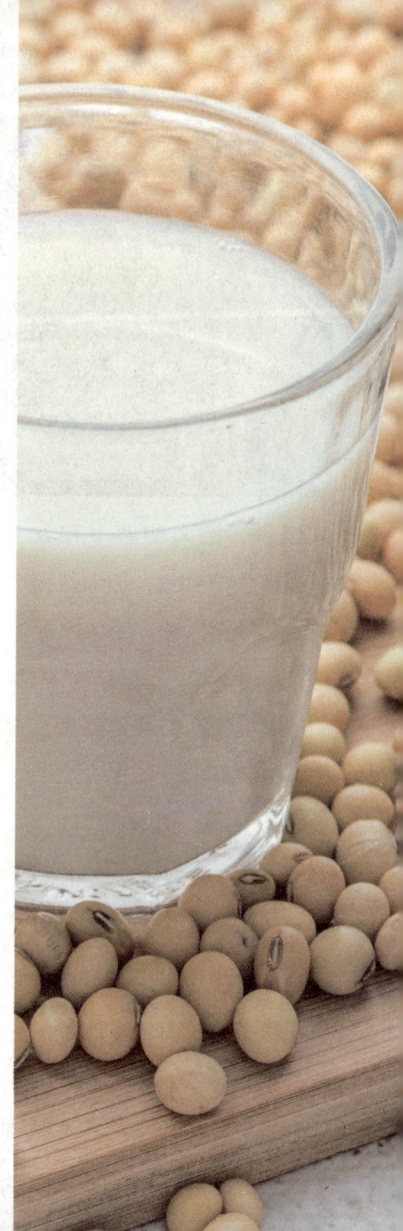

豆浆

防癌功效

豆浆除含有植物雌激素以外,还有大豆蛋白、异黄酮、卵磷脂等物质,对某些癌症如乳腺癌、子宫癌还有一定的预防作用,是一味天然的雌激素补充剂。

食谱推荐

玉米豆浆

材料: 玉米粒45克,水发黄豆55克。

做法:

1.浸泡8小时的黄豆倒入碗中,加入清水用手搓洗干净,倒入滤网沥干水分。

2.把黄豆、洗净的玉米粒倒入豆浆机,注水至水位线,盖上机头打浆约15分钟。

3.断电后取下机头,把煮好的豆浆倒入滤网,滤取豆浆,倒入杯中,用汤匙撇去浮沫即可。

低脂酸奶

防癌功效

牛奶经过标准化处理后将其中的脂肪分离出去,剩下的脱脂牛奶再经过发酵,生产的产品就叫低脂酸奶,一般情况下要求脂肪含量低于0.5%。低脂酸奶中含有多种维生素(维生素A、维生素D及叶酸等),还含有大量乳酸、乳酸钙等保护因子。乳酸可以促使肠道内正常菌群的增殖,抑制腐败菌的生长,有效地减少腐败菌分解蛋白质所产生毒素的堆积,从而起到防癌抗癌作用。

食谱推荐

榛子腰果酸奶

材料: 榛子40克,腰

果45克，枸杞10克，酸奶300克。

调料： 食用油适量。

做法：

1. 热锅注油，烧至四成热，倒入腰果、榛子，炸出香味。

2. 将炸好的腰果和榛子捞出，沥干油。

3. 酸奶装入杯中，放入炸好的腰果、榛子，摆上洗净的枸杞装饰即可。

❀ 其他类

百合

中医认为，百合具有养阴润肺、清心安神的功效。百合含多种生物碱，对白细胞减少症有预防作用，能升高血细胞，对化疗及放射性治疗后白细胞减少症有一定的治疗作用。百合在体内还能促进单核细胞系统和增强吞噬功能，提高机体的免疫能力，因此百合对多种癌症均有一定的防治效果。

食谱推荐

莴笋炒百合

材料： 去皮莴笋150克，洋葱80克，鲜百合60克。

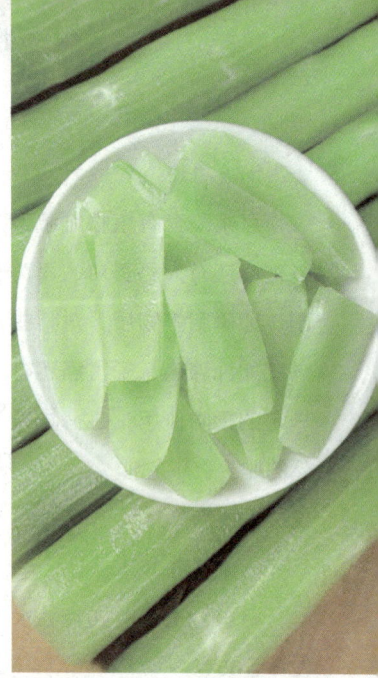

调料：盐3克，鸡粉、水淀粉、芝麻油、食用油各适量。

做法：

1. 洋葱去皮，洗净切块；莴笋切片；百合洗净掰瓣待用。

2. 锅中注水烧开，加入少许盐、食用油、莴笋、百合，煮熟后捞出沥干水分。

3. 用油起锅，放入洋葱块，用大火炒出香味，倒入莴笋和百合，炒匀，加入剩余的盐、鸡粉，炒匀调味。

4. 倒入水淀粉，淋入少许芝麻油，翻炒至食材入味，关火后装盘即可。

菱角

防癌功效

菱角，又名水栗、菱实，是一年生草本水生植物菱的果实。姜角的醇浸液对癌细胞的变性和组织增生均有抑制作用，有一定的防癌抗癌作用。用菱角同粳米煮粥，或用菱角加薏米一同煮粥，适宜食管癌、胃癌、直肠癌、幽门癌、宫颈癌、乳腺癌患者经常食用。

食谱推荐

莲藕菱角排骨汤

材料：莲藕150克，排骨300克，菱角30克，胡萝卜80克，姜片、葱花各少许。

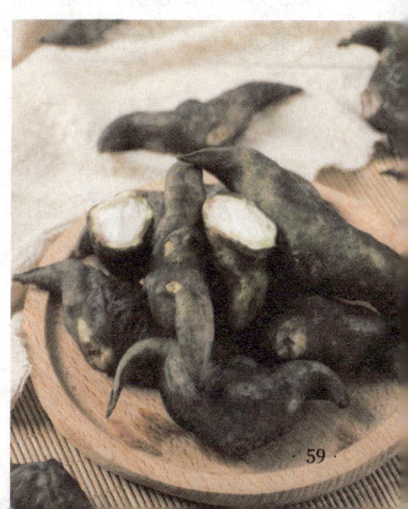

调料： 盐2克，鸡粉3克，胡椒粉、料酒各适量。

做法：

1.菱角去壳洗净对半切开；胡萝卜、莲藕洗净去皮切滚刀块；锅中注水烧开，加入洗净的排骨块、料酒，略煮片刻，余去血水，捞出装盘。

2.砂锅注水烧开，加入排骨，大火煮15分钟后倒入莲藕、胡萝卜、菱角，小火煮5分钟后放入姜片。

3.续煮25分钟至熟，加入盐、鸡粉、胡椒粉，拌匀后盛出装碗，放上葱花即可。

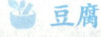 豆腐

防癌功效

《随息居饮食谱》记载："豆腐，以青、黄大豆，清泉细磨，生榨取浆，入锅点成后，软而活者胜。"豆腐由黄豆等豆子制成，故

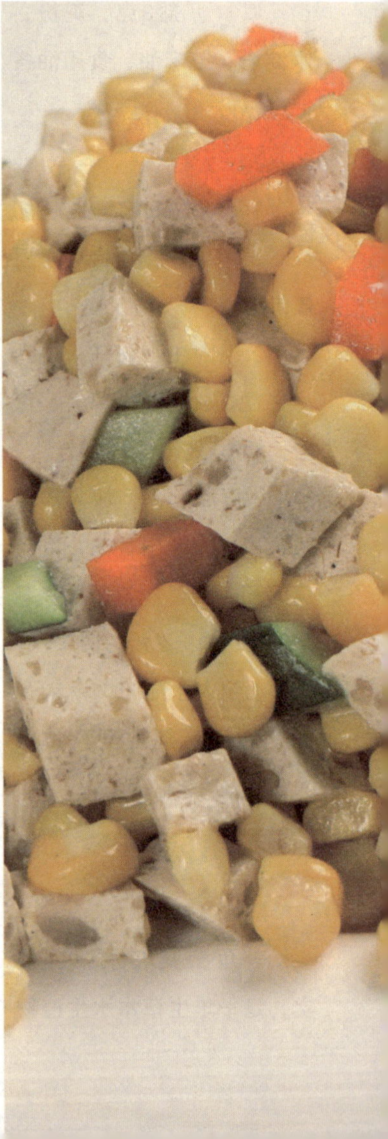

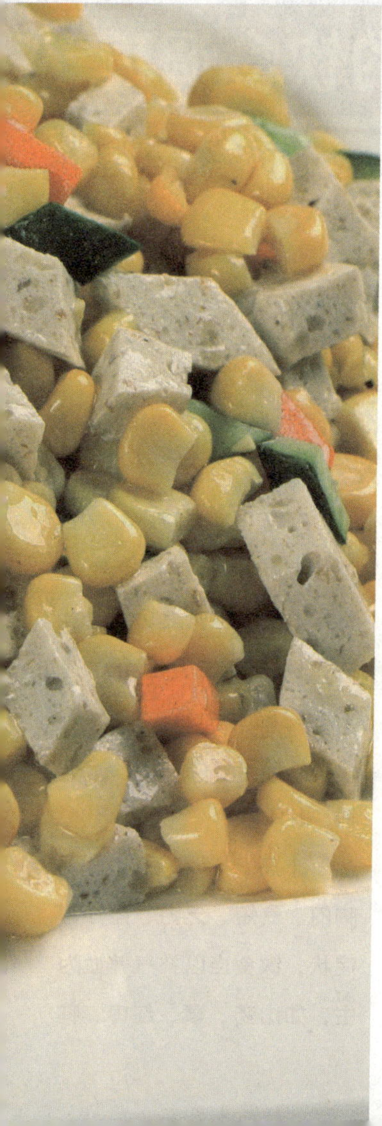

第二章 防癌抗癌,家庭饮食这么吃

而含有丰富的豆固醇、异黄酮、酶蛋白抑制剂、皂苷等有抑癌作用的有效成分。据研究,豆腐有一定的降低乳腺癌、前列腺癌及血癌(白血病)等肿瘤患病风险的功效。

食谱推荐

玉米拌豆腐

材料：玉米粒20克,豆腐70克。

调料：白糖3克。

做法：

1.豆腐洗净切成丁；蒸锅注水烧开,放入装有备好玉米粒和豆腐丁的盘子,用大火蒸30分钟至熟透。

2.揭盖,关火后取出蒸好的食材,备一空盘放入蒸熟的玉米粒、豆腐。

3.趁热撒上白糖即可食用。

第三章
常见癌症的饮食调理

🌺 肺癌

🤲 宜吃食物

适宜选用可增强机体免疫功能,且有助药物抑制癌细胞作用的食物,诸如薏米、杏仁、菱角、薛荔果、海蜇、蛤蜊、海参、蚶、银耳、莲藕、梨、白果、丝瓜、芥菜、荞麦、无花果等。

肺癌患者有咳嗽、咯血等症状时,宜食有养阴润肺、止咳止血之功效的食物,例如杏仁、百合、莲子、马蹄、海蜇、藕、无花果、柿子、梨、山药、枇杷、银耳等。

肺癌患者术后会出现胸闷、气短、乏力、盗汗等症状,饮食当以补气养血为主,如山药、藕、红枣、鸭蛋、瘦肉、大白菜、桂圆、松子、苹果等都是不错的选择。

肺癌患者经过放疗后，易引起咽干口燥、咳嗽少痰等症状，饮食当以滋阴养血为主，可选食银鱼、蜂蜜、枸杞、杏仁露、鸭肉、核桃仁、橙、菠菜等。

肺癌患者经过化疗后，可能出现食欲缺乏、恶心呕吐，周身乏力等症状，甚至出现骨髓抑制、白细胞减少等，可适量多吃一些兼有健脾和补血作用的食物或菜肴，如木耳、红枣、蛋类、奶类、骨汤、鱼汤等。

忌吃食物

忌食过于辛辣的食物，如朝天椒、花椒、胡椒等；忌食壮阳食物，如羊肉、狗肉等。

用木炭、煤炭、煤气等烧烤的食物含有致癌物质苯并芘，应避免食用。

若患肺癌并伴有咳嗽时，须忌食虾和蟹。

推荐药材

百合： 味甘，性微寒，有润肺止咳、养阴清热、清心安神的功效。

鱼腥草： 味辛，性微寒，有清热解毒、利尿排脓的功效。

麦冬： 味甘、微苦，性微寒，有养阴润肺、益胃生津、清心除烦的功效。

胃癌

宜吃食物

宜食用具有抗癌作用，且能和胃降逆、健脾益气的食物，如猕猴桃、无花果、沙丁鱼、蜂蜜、猴头菇、鲍鱼、海参、牡蛎、甲鱼、山药、扁豆、薏米、菱角、黄花菜、香菇、口蘑、淡菜、荠菜、莼菜、橘子、莲藕、银耳、石耳、卷心菜、芦笋、核桃、柿饼、玫瑰花等。

出现恶心、呕吐等症状时，可服用清流质饮食，如脱脂酸奶、豆浆、生姜茶、莲藕马蹄汁、莱菔子汁、绿豆汤、陈皮大枣饮等。

🍵 忌吃食物

忌食肥腻生痰食品，如肥肉、肥鸡、各种甜食（含糖量较高的）、奶油、奶酪等；不能吃腐烂变质或者已经发生霉变的食物。

忌吃含盐量高的食物，例如腌制品。《食物、营养、身体活动和癌症预防》（2版）明确指出：咸的和盐腌渍的食物很可能会导致胃癌的发生。

🍵 推荐药材

藤梨根：味酸、涩，性凉，有清热解毒、祛风除湿、利尿止血的功效。

石斛：味甘，性微寒，有益胃生津、滋阴清热的功效。

石莲子：味甘、微苦，性平，有健脾止泻的功效。藕、银耳、石耳、卷心菜、芦笋、核桃、柿饼、玫瑰花等。

🌸 大肠癌

🍵 宜吃食物

宜吃富含膳食纤维的

第三章　常见癌症的饮食调理

新鲜蔬菜，如深绿色和十字花科蔬菜（豆瓣菜、甘蓝、芥菜、白萝卜等）；亦可多吃大豆制品、菌菇类、柑橘类水果、无花果、熟透的香蕉、麦芽及麦片等。

*注：若到大肠癌晚期，肠道变窄，就要控制膳食纤维的摄入，因为摄入过多的膳食纤维会造成肠梗阻。

癌症晚期或发生肠梗阻时，应给予易消化、细软的半流质食品，如小米粥、浓藕粉汤、大米粥、玉米面粥、蛋羹、豆腐脑等，这些食品能够减少对肠道的刺激，能较顺利地通过肠道，利于吸收。

忌吃食物

慎吃辛辣助湿热之物，如葱、胡椒、花椒、桂皮等。

禁烟酒及烟熏、盐腌、油炸、粗糙不易消化的食物。

少吃红肉、加工肉制品、贝壳类、甜食等。

少吃或不吃富含饱和脂肪酸和胆固醇的食物，如猪油、牛油、鸡油、羊油、肥肉、动物内脏、鱼子、鱿鱼、墨鱼、鸡蛋黄以及棕榈油、椰子油等。

推荐药材

半枝莲： 味辛、苦，性寒，有清热解毒、化瘀利尿的功效。

马齿苋： 味酸，性寒，有清热利湿、凉血解毒的功效。

菱角： 味甘，性凉，有健脾止泻、清热消暑、利尿通乳的功效。

肝癌

宜吃食物

肝癌患者消耗大,平时应注意适当补充蛋白质、维生素和矿物质元素以补充能量。鸡蛋白、大豆及豆类制品、三文鱼、鲈鱼、鳜鱼、鲇鱼、鸽肉、胡萝卜、南瓜、菠菜、黄花菜等都是不错的选择,最重要的是饮食搭配要多样化。

宜多吃具有护肝作用的食物: 小米、脱脂酸奶、青苹果、梨、草莓、桑葚、海带、蚶、牡蛎、刺儿菜、蘑菇、刀豆、绿豆、蜂蜜等。

伴肝痛者宜吃金橘、橘饼、佛手、杨梅、山楂、慈姑、黄瓜等。

重型肝癌患者食欲差,腹胀明显,饮食应以流质、半流质为主,例如蔬菜汁、果汁、酸奶、鸡蛋羹、米粥等。

*注:肝癌患者还要注意遵循"平衡饮食,少食多餐"这个原则,这是因为:首先,随着肿瘤的不断增大,使得患者自身消耗较大;其次,肝癌患者消化吸收能力较差。因此,保证充足而均衡的营养供应对于肝癌患者的康复而言尤为重要。

忌吃食物

应少食高脂肪及油腻食物。

严禁烟酒和辛辣刺激食物。

摄入高蛋白食物也要适当限制,以免增加肝脏负担,加重病情。

有出血倾向时,要慎食温热性食物,如羊肉、狗肉、胡椒等。

有腹腔积液时，要限制盐的摄入，尤忌盐腌食物。

🌿 推荐药材

白花蛇舌草： 味甘、淡，性凉，有清热解毒、利尿消肿、活血止痛的功效。

佛手柑： 味辛、苦、酸，性温，有疏肝理气、和胃止痛的功效。

八月札： 味甘，性寒，有疏肝理气、活血止痛、除烦利尿的功效。

❀ 食管癌

🌿 宜吃食物

食管癌与其他癌症不同，不是食欲差，而是吞咽困难、不能进食，造成机体的消耗，所以应尽量多吃一些能顺利进入食管的食物，

第三章　常见癌症的饮食调理

例如半流质食物和全流质食物。

1.半流质食物：肉松粥、汤面、馄饨、肉末、菜泥、小汤包等。

2.全流质食物：米汤、藕粉糊、牛乳、酸奶、豆浆、蔬菜汁、稀羹、果汁露、鲜橙汁、肉汤等。

必要时可做匀浆膳、要素膳及混合奶等饮食。匀浆膳食的热量和营养要求可根据病情和个人的饮食习惯自行配制多种配方，原料可选择米饭、粥、面条、馒头、鸡蛋、鱼、虾、鸡肉、瘦肉、猪肝、白菜、胡萝卜、油菜、白萝卜、冬瓜、土豆，以及适量的牛奶、豆浆、豆腐、豆干等食品。

*注：

[1]匀浆膳：匀浆膳是

将正常人的饮食去刺、骨、皮后，用高速组织捣碎机搅成糊状，所含的营养成分与正常饮食相似。

[2]要素膳：要素膳又称化学配制膳，含有人体必需的各种营养素，经复水后可形成溶液或较稳定的悬浮液。

[3]混合奶：混合奶是以牛奶为主，加上多种食品混合而成的流质膳食。

忌吃食物

忌烟酒，忌辛辣刺激性食物，如花椒、胡椒、八角、桂皮等。

忌烟熏、盐腌、烧烤、霉变食物或含亚硝胺类物质较多的食物。

忌坚硬、粗糙、不易消化的食物，亦不宜暴饮暴食。

推荐药材

石见穿：味辛、苦，性平，有清热解毒、活血镇痛的功效。

芦根：味甘，性寒，有清热、生津、除烦、止呕、利尿的功效。

菝葜：味甘、酸，性平，有祛风利湿、解毒消痈的功效。

膀胱癌

宜吃食物

多饮水，每天可饮水8升以上（但切勿憋尿，有尿意必须及时排尿）。哈佛公

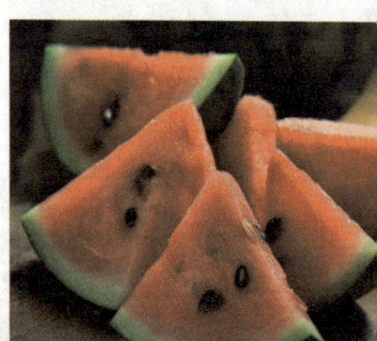

共卫生学院研究人员发现，多喝水能够减少患膀胱癌的风险。

可选择有利尿或止血功效的食物，如西瓜、葡萄、梨、荠菜、赤小豆、白茅根、冬瓜、生地等。

多吃具有清热作用的食物，如马蹄、绿豆、番茄、黄瓜、苦瓜、海带等。

此外，牛奶也是膀胱癌患者食疗的不错选择。

注：《食物、营养、身体活动和癌症预防》（2版）指出：有限的证据提示，牛奶对膀胱癌具有预防作用。

忌吃食物

禁烟，忌食过酸、过辣等刺激性食物，如原醋、酸梅、胡椒、辣椒、烈酒等。

少喝咖啡，权威资料显示咖啡因能致膀胱颈收缩，而使膀胱产生痉挛性疼痛。

注：《食物、营养、身体活动和癌症预防》第1版报告发现，咖啡（每天喝5杯以上）可能是导致膀胱癌的原因之一，而第2版则无此叙述。

推荐药材

赤小豆：味甘、酸，性平，有利水消肿、解毒排脓的功效。

小蓟：味甘、苦，性凉，有凉血止血、祛瘀消肿的功效。

猪苓：味甘、淡，性平，有利水渗湿的功效。

恶性淋巴癌

宜吃食物

宜食有对抗或抑制恶性淋巴瘤作用的食物，如鱼油、鱼类、大蒜等。

*注：《食物、营养、身体活动和癌症预防》（2版）："多数研究显示鱼与癌症发生率的降低有非显著性关联……1项动物研究显示，鱼油可抑制淋巴和造血系统癌症的发生。"

淋巴结肿大宜食马蹄、核桃、芋头、荔枝、田螺、牡蛎等食物。

发热宜食豆腐渣、无花果、大麦、绿豆、苦瓜、节瓜、匏瓜、丝瓜、菱角等食物。

盗汗宜食山竹、桑葚、番石榴、高粱、燕麦、浮小麦、豆腐皮、石花菜等食物。

忌吃食物

忌咖啡、浓茶等兴奋性饮料及烟酒。

忌食辛辣刺激、肥腻、油煎、霉变、腌制食物。

忌食羊肉、狗肉等大热之物。

推荐药材

夏枯草：味辛、苦，性寒，有清火、明目、散结、消肿的功效。

海藻：味苦、咸，性寒，有软坚散结、消痰、利水的功效。

慈姑：味甘、苦，性凉，有凉血解毒、利尿祛湿、消除疲劳的功效。

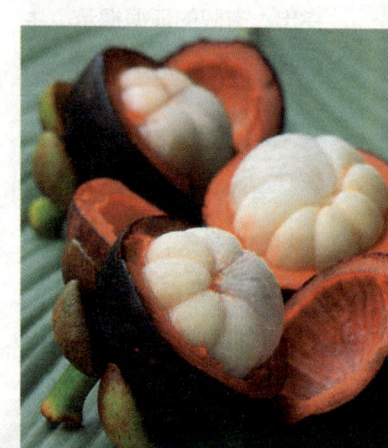

第三章　常见癌症的饮食调理

乳腺癌

宜吃食物

宜食海带、海藻、紫菜、牡蛎、蛤、芋头、芦笋等具有化痰软坚散结功能的食物（在烹调时多用蒸、煮、炖等方法）。

宜食用能增强机体免疫力的食物，如红薯、麦胚芽、马蹄、红枣、桑葚、猕猴桃、花椰菜、卷心菜、洋葱、莴笋、白萝卜、丝瓜、芦笋、南瓜、马兰头、大蒜、芋头、灵芝、香菇、绿茶、鸭肉、青鱼、虾皮等。

手术后，可给予益气养血、理气散结之品，如山药粉、糯米、薏米、菠菜、丝瓜、海带、泥鳅、鲫鱼、红枣、橘子、山楂等。

放疗时，宜食用甘凉滋润之品，如杏仁露、枇杷、梨、乌梅、香蕉、莲藕、马蹄、胡萝卜和海蜇等。

忌吃食物

忌油煎、霉变、腌制食物及辛辣刺激食物，少吃甜食。

忌红肉、甲鱼、蜂产品、蛋白粉、紫河车等富含雌激素或有助于雌激素合成的食物。

忌酒精类饮料。

*注：《食物、营养、身体活动和癌症预防》（2版）："含酒精饮料是绝经前期和绝经后期乳腺癌发生的原因之一的证据是充分的。"

忌高脂肪饮食。

*注：《食物、营养、身体活动和癌症预防》（2版）："多数研究显示,增加脂类总摄入量可增加患乳癌的危险性。"

🌱 推荐药材

蒲公英:味苦、甘,性寒,有清热解毒、消肿散结、利尿通淋的功效。

王不留行:味苦,性平,有活血通经、下乳消肿的功效。

瓜蒌:味甘、苦,性寒,有润肺、化痰、散结、润肠的功效。

🌸 鼻咽癌

🌱 宜吃食物

宜食具有增强机体免疫力的食物,如薏米、甜杏仁、菱角、牡蛎、海蜇、黄鱼、蚶、海参、茯苓、山药、红枣、四季豆、香菇、核桃等。

经常口含话梅、橄榄、青梅、无花果等,可刺激唾液分泌,减轻咽部干燥症状。此外,也可选用绿茶、果汁、绿豆汤等具有生津润燥功效的饮品。

多食非淀粉类蔬菜和柑橘类水果。

*注:《食物、营养、身体活动和癌症预防》(2版):"对绿色蔬菜进行了4个病例-对照研究。腌制蔬菜不在此类研究范围之内。几乎所有研究结果都显示,增加非淀粉类蔬菜的摄入量可降低鼻咽癌发生的危险性。""研究表明,柑橘类水果中的某些成分可能会直接抑制EB细胞(人类疱疹病毒)的激活。"

🌱 忌吃食物

少食用咸、熏、烤、腌

制品,尤其是广式咸鱼。

*注:《食物、营养、身体活动和癌症预防》(2版):"来自一些病例-对照研究的证据比较一致,并显示广东类型咸鱼与鼻咽癌的发生危险性呈剂量-反应关系。也有一些合理的作用机制方面的证据。广东类型咸鱼很可能是鼻咽癌发生的原因之一。"

戒烟酒,忌食辛辣、刺激的食物。

不宜进食过于干燥、粗糙的食物。

推荐药材

石上柏: 味甘,性平,有清热解毒、祛风除湿、止血的功效。

罗汉果: 味甘,性凉,有清热润肺、滑肠通便的功效。

葵树子: 味甘、涩,性平,有抗癌的功效。

宫颈癌

宜吃食物

宜吃具有理气、活血、防治感染的食物,诸如上海青、芹菜、马兰头、紫菜、蘑菇、石耳、赤小豆、绿豆、山楂、柑橘、白果、陈皮、橘饼等。

适量食用胡萝卜。

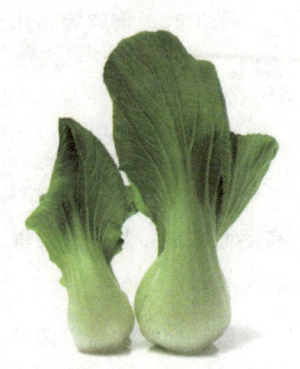

*注：《食物、营养、身体活动和癌症预防》（2版）："共计对胡萝卜进行5项病例-对照研究和1项生态学研究。全部病例-对照研究显示，与胡萝卜摄入量最低组比较，摄入量最高组可降低其宫颈癌的危险性，其中3项研究有统计学上的显著性。"

忌吃食物

忌酒及辛辣刺激性食物。

忌肥腻、油煎、霉变、腌制食物。

忌羊肉、狗肉等温热性食物。

推荐药材

马鞭草：味苦，性凉，有活血散瘀、截疟、解毒、利水消肿的功效。

墓头回：味苦，微酸、涩，性凉，有清热燥湿、止血、止带、截疟的功效。

蒲黄：味甘，性平，有止血、化瘀、通淋的功效。

前列腺癌

宜吃食物

宜食豆类（如黄豆、绿豆、黑豆、红豆等）及豆类制品（如豆腐、豆腐皮等）。

*注：《食物、营养、身体活动和癌症预防》（2版）："有限的证据显示，豆类摄入量可降低前列腺癌的危险性。"

宜食富含硒元素的食物，如蘑菇、小麦胚芽、大蒜、银杏、芦笋、芝麻及海产品等。

*注：《食物、营养、身体活动和癌症预防》（2版）："含硒的食物很可能对前列腺癌具有预防作用。"

宜食含番茄红素的天然食物，如番茄、圣女果、南瓜、柿子、芒果、葡萄柚等。

*注：《食物、营养、身体活动和癌症预防》（2版）："含番茄红素的食物很可能对前列腺癌具有预防作用。"

宜食富含维生素E的蔬果粮豆，如芝麻、核桃仁、猕猴桃、豌豆、燕麦片、莴苣等。

*注：《食物、营养、身体活动和癌症预防》（2版）："有限的证据提示，含维生素E的食物对前列腺癌具有预防作用。"

忌吃食物

忌食脂肪含量高的食物。

忌食加工肉类。

少喝牛奶，少吃乳制品。

*注：《食物、营养、身体活动和癌症预防》（2版）："有限的证据提示，牛乳及乳制品是前列腺癌发生的原因之一。"

忌高钙膳食。

*注：《食物、营养、身体活动和癌症预防》（2版）："高钙膳食很可能是前列腺癌发生的原因之一。"

推荐药材

车前子：味甘，性微寒，有清热利尿、渗湿通淋、明目、祛痰的功效。

白茅根：味甘，性寒，有凉血止血、清热利尿的功效。

石韦：味甘、苦，微寒，有利尿通淋、清热止血的功效。

白血病

宜吃食物

宜摄入蛋白质含量较高的食物，特别是多选用一些质量好、消化与吸收率高的植物性蛋白,其中又以豆类蛋白质为佳,如豆腐、豆腐脑、豆腐干、豆腐皮、豆浆等。另外,鱼类也是不错的良好蛋白质的来源。

宜进食维生素含量丰富的食物,尤其是水果和非淀粉类蔬菜。

临床资料证明,恶性肿瘤患者中有70%~90%的人体内有不同程度的维生素缺乏现象。

宜摄入含铁质丰富的食物。

白血病的主要表现之一是贫血,所以在药物治疗的同时,鼓励病人经常食用一些富含铁的食物,如动物肝脏、豌豆、黑豆、绿色蔬菜、红枣、红糖、木耳等。

忌吃食物

忌咖啡、浓茶等刺激性饮料,忌酒。

忌辣椒(辣味较浓烈的那种,甜椒不在此列)、胡椒、芥末等辛辣之物。

忌狗肉、羊肉、鹿茸、紫河车(胎盘)等热性补品。

推荐药材

青黛: 味咸,性寒,有清热解毒、凉血、定惊的功效。

紫草: 味甘、咸,性寒,有凉血、活血、解毒透疹的功效。

羊蹄草: 味苦,性凉,有清热解毒、散瘀消肿的功效。

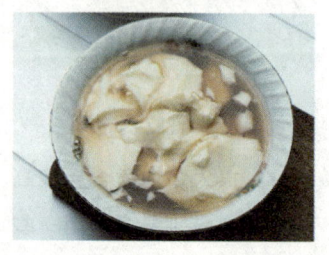